ANATOMIE ARTISTIQUE

ÉLÉMENTAIRE

DU CORPS HUMAIN

Par le Dr J. FAU

A L'USAGE

Des Écoles de dessin, des Collèges, des Pensions, etc.

SIXIÈME ÉDITION

PARIS
LIBRAIRIE J.-B. BAILLIÈRE ET FILS
Rue Hautefeuille, 19, près du boulevard St-Germain

1880

x; broché, figures noires, 4 fr.; figures coloriées, 10 fr.

Ministère
de l'Intérieur.

Bureau
de l'Imprimerie
et
de la Librairie.

Paris, le 7 Mai 1880.

Seine-et-Oise.

Dépôt Légal — 1880 : N° 186

Anatomie artistique
du corps humain, par Fau.
6ᵉ Édition

Ci-joint les 17 planches
annoncées, réclamées à l'Éditeur

Bibliothèque Nationale

ANATOMIE ARTISTIQUE

ÉLÉMENTAIRE

A LA MÊME LIBRAIRIE

BRUCKE. Des couleurs au point de vue physique, physiologique, artistique et industriel, par Ernest Brucke, professeur de physiologie à l'Université de Vienne ; traduit de l'allemand sous les yeux de l'auteur par Paul Schützenberger. Paris, 1866, 1 vol. in-18 jésus de 344 pag., avec 46 fig.... 4 fr.

CHEVREUL. Des couleurs et de leurs applications aux arts industriels à l'aide des cercles chromatiques, par E. Chevreul, directeur des teintures à la manufacture des Gobelins, professeur au Muséum d'histoire naturelle de Paris, membre de l'Institut. Paris, 1864, in-fol., avec 27 pl. color. Cart. 35 fr.

Table des planches. — Spectre (1). — Gammes des tons bleus (1). — Zones circulaires des couleurs (2). — Cercles chromatiques (10). — Gammes chromatiques (13).

CUYER (E.) et KUHFF (G. A.). Le corps humain, structure et fonctions, formes extérieures, régions anatomiques, situation, rapports et usages des appareils et organes qui concourent au mécanisme de la vie, démontrés à l'aide de planches coloriées, découpées et superposées ; dessins d'après nature par Édouard Cuyer, lauréat de l'École des Beaux-Arts, texte par G. A. Kuhff, docteur en médecine, préparateur au laboratoire d'Anthropologie de l'École des Hautes Études. 1 vol. grand in-8 de 500 pages de texte, avec atlas de 25 *planches* coloriées, cartonné en 2 vol............................. 70 fr.

Ouvrage complet avec les Organes génitaux de l'homme et de la femme grand in-8, 40 pages et 2 planches coloriées................ 75 fr.

DALTON. Physiologie et hygiène des Écoles, des collèges et des familles, par J.-C. Dalton, professeur au Collège des médecins et des chirurgiens de New-York, traduit par le docteur E. Acosta. Paris, 1870, 1 vol. in-18 jésus de 536 pag., avec 68 fig............................ 4 fr.

DUCHENNE. Physiologie des mouvements, démontrés à l'aide de l'expérimentation électrique par le docteur G. B. Duchenne (de Boulogne). Paris, 1867, in-8, xvi-872 p., avec 101 fig........................... 14 fr.

— **Mécanisme de la physionomie humaine**, ou Analyse électro-physiologique de l'expression des passions, applicable à la pratique des arts plastiques, par le docteur G.-B. Duchenne (de Boulogne), petite édition. *Deuxième édition.* Paris, 1876, 1 vol. gr. in-8 de 264 pag., avec 9 pl. comprenant 144 figures photographiées............................... 20 fr.

— *Le même.* Grande édition. *Deuxième édition.* Paris, 1876, gr. in-8 de 264 pag., avec album de 84 pl. photographiées et 9 tabl. contenant 144 fig. photographiées... 68 fr.

— *Le même.* Édition de luxe. Paris, 1862, in-fol., 84 fig., tirée à 100 exemplaires (Il ne reste que deux exemplaires)....................... 200 fr.

HÉRAUD (A.). Les secrets de la sciences, de l'industrie et de l'économie domestique. Recettes, formules et procédés d'une utilité générale et d'une application journalière, par le docteur A. Héraud, professeur à l'École de médecine navale de Toulon, Paris, 1879. 1 vol. in-18 jésus, x-654 p. avec 205 figures... 6 fr.

MOITESSIER (Albert). La Photographie appliquée aux recherches micrographiques, par A. Moitessier, professeur à la Faculté de médecine de Montpellier. Paris, 1866, in-18 de 366 pages, avec 41 fig. gravées d'après des photographies et 3 planches photographiques............... 7 fr.

QUÉTELET (Ad.). Anthropométrie ou Mesure des différentes facultés de l'homme. Bruxelles, 1871, in-8 de 480 pages, avec 2 planches....... 10 fr.

VERNOIS (Max.). De la main des ouvriers et des artisants, au point de vue de l'hygiène et de la médecine légale. Paris, 1862, in-8, avec 4 planches chromolithographiées..................................... 3 fr. 50

VIMONT (J.). Traité de phrénologie humaine et comparée. Paris, 1835, 2 vol. in-4, avec atlas in-folio de 134 planches contenant plus de 700 figures (150 fr.)... 150 fr.

ANATOMIE
ARTISTIQUE

ÉLÉMENTAIRE

DU CORPS HUMAIN

Par le Dr J. FAU

A L'USAGE

Des Écoles de dessin, des Colléges, des Pensions, etc.

SIXIÈME ÉDITION

PARIS

LIBRAIRIE J. B. BAILLIÈRE ET FILS

Rue Hautefeuille, 19, près du boulevard St-Germain

1880

Tous droits réservés.

ANATOMIE ARTISTIQUE

ÉLÉMENTAIRE.

CONSIDÉRATIONS

SUR L'ANATOMIE APPLIQUÉE AUX ARTES

La reproduction fidèle des objets animés ou inanimés est le but principal que se proposent les artistes, mais cette imitation seule ne constitue pas l'art proprement dit.

L'observation fréquemment répétée d'un même objet, nous le fait connaître dans tous ses détails et finit par nous le rendre tellement familier, que nous parvenons, sans peine, à en faire des reproductions mathématiquement exactes.

Ces représentations peuvent être suffisantes lorsqu'il s'agit simplement de conserver une forme, surtout celle d'un objet inanimé, d'un bâtiment, d'un meuble, etc., mais encore faut-il que cet objet soit isolé, indépendant de tout entourage et de tout accessoire; aussitôt qu'il joue un rôle dans un ensemble, il revêt un caractère nouveau, un aspect particulier que ne reconnaîtra pas le copiste vulgaire, mais dont l'*Artiste* saura tirer parfois le plus riche parti.

Un peintre dessine un arbre d'après nature; cet exercice vingt fois, cent fois recommencé, lui donne la connaissance de la forme de l'arbre, et pourtant, on n'éprouve pas, à voir son travail, les sensations que procurerait la vue de l'arbre lui-même. — Pourquoi ce peintre a-t-il oublié de traduire sur sa toile l'air, le soleil, la fraîcheur du feuillage, le frémissement que lui imprime un souffle léger, les mille nuances qu'il réfléchit après les avoir empruntées à l'atmosphère, au sol, aux objets qui l'environnent; enfin tout ce qui constitue l'*animation des choses inanimées*? Pourquoi n'est-il pas artiste, mais seulement adroit reproducteur?

Combien cela est plus vrai encore, quand l'homme lui-même est le modèle qu'on veut reproduire? — L'homme avec son infinie variété d'action, avec ses passions qui se manifestent sous des apparences si nombreuses, si mobiles, si fugitives!

Est-ce donc que l'étude de la forme serait superflue et que l'art résiderait ailleurs? — On ne s'attend pas à me voir traiter, dans un abrégé d'anatomie, cette question déjà tant débattue, mais on pourrait croire, en lisant ce qui précède, que tout en écrivant sur les formes, j'éprouve un secret penchant à les sacrifier quelque peu aux séductions du coloris. Bien loin de là; plus que jamais, je veux prouver l'indispensable nécessité des études anatomiques appliquées aux beaux-arts.

Entre plusieurs autres passages de mon *Anatomie des formes*, je citerai le suivant où je développais la même proposition que je soutiens actuellement.

« Pourquoi éprouve-t-on quelquefois une sensation pénible à l'aspect de certains tableaux exécutés avec la plus scrupuleuse exactitude? Tout a été copié d'après nature, l'œil le plus pénétrant ne saurait découvrir la moindre omission, la moindre erreur de forme; cependant on reste froid devant cette œuvre, on ressent un malaise inexprimable. — C'est que l'artiste, tout entier à l'exécution matérielle, a oublié l'ingénieuse fiction des anciens, cette Galathée de marbre qui s'anime et frémit sous les amoureuses caresses et les étreintes passionnées du sculpteur Pygmalion! En vain l'élève aspire à se placer au rang des maîtres s'il n'a fait une profonde étude de l'expression et de la forme animée. Sans cesse il étendra des couleurs sur la toile, il taillera le marbre sans cesse, toujours le résultat sera le même : — La nature inanimée, l'être sans la vie (1). »

Il est donc évident que l'étude de la forme seule ne conduirait à aucun résultat satisfaisant, si elle n'avait pas des conséquences forcées dont l'importance est incontestable. En effet, pour se rendre compte d'une forme

---

(1 J. FAU. ANATOMIE DES FORMES EXTÉRIEURES DU CORPS HUMAIN, à l'usage des peintres et des sculpteurs, 1 vol. in-8, avec un Atlas de 25 planches dessinées d'après nature. Paris, 1865.

constante ou *variable* (1), il faut rechercher son origine. — Est-elle produite par un os, un tendon, un muscle? Quelles sont les insertions de ce muscle, les mouvements qu'il produit ou qu'il concourt à produire? Quels sont les changements que son action imprime à la forme? Et cette dernière ne subit-elle pas encore d'autres modifications sous l'influence de l'âge, du sexe, des professions? N'est-ce pas à l'anatomie de la face que vous demanderez la clé de son admirable mobilité, de ces expressions variées qui traduisent au dehors les émotions de l'âme?

N'oubliez jamais les préceptes suivants, extraits du *Traité de la peinture de Léonard de Vinci* (2) :

« Mettez, par écrit, quels sont les muscles et les tendons qui, selon les différentes attitudes et les différents mouvements, se découvrent ou se cachent en chaque membre, ou bien qui ne font ni l'un ni l'autre ; et vous souvenez que cette étude est très importante aux peintres et aux sculpteurs, que leur profession oblige de connaître les muscles, leurs fonctions, leur usage. Au reste, il faut faire ces remarques sur le corps de l'homme, considéré dans tous les âges, depuis l'enfance jusqu'à la plus grande vieillesse, et observer les changements qui arrivent à chaque membre durant la vie, etc. (3). »

. . . .

« Il faut que les attitudes des figures, dans tous les membres, soient tellement disposées et aient une telle expression que, par elles, on puisse connaître ce qu'elles veulent représenter (4). »

Il ne me paraît pas nécessaire de multiplier les exemples pour prouver que si l'étude de la forme seule est insuffisante, il est évident qu'elle force l'élève à faire des recherches nombreuses qui le mettent sur la voie de l'art en lui dévoilant ses premiers secrets. De la description exacte et sévère que lui dicte l'anatomiste, il passe aux tableaux animés et séduisants de la physiologie, puis irrésistiblement entraîné par les séductions et l'utilité manifeste de ces études, il lui faut pénétrer plus avant dans les mystères de la nature, et c'est alors seulement qu'il s'élève au-dessus de la plèbe, qu'il devient

---

(1) Loc. cit.
(2) Traité de la peinture, de Léonard de Vinci, par M. Gault, de Saint-Germain, an XI.
(3) Chap. LVII.
(4) Chap. CCXVI.

vraiment artiste, qu'il peut prendre place sur le front de bataille de l'art, et produire de ces œuvres immortelles, de ces pages dont la postérité dispute les lambeaux aux ravages du temps, suivre enfin les traces des Léonard, des Michel-Ange, des Raphaël, des Benvenuto, etc., etc., pléiade sublime animée du feu sacré, du feu qui brûle et pulvérise l'ignorant qui d'une imprudente main cherche à saisir quelques étincelles.

En résumé, tout dans la nature procède par ordre déterminé, tout marche, et nous ignorons le dernier terme de la progession, et c'est à cette ignorance précisément que nous devons le progrès. Le pied sur le premier échelon, il nous faut reculer, si nous ne sentons l'impulsion qui entraîne irrésistiblement vers le sommet. Tout se lie, tout s'enchaîne ici-bas; le levier le plus simple peut soulever le monde; Archimède lui cherchait un point d'appui, mais il avait déjà la main de fer capable de le mettre en mouvement.

Et maintenant, je dirai en peu de mots la méthode qu'il faut suivre dans ces études préliminaires.

Dessinez d'abord l'Académie, pour vous familiariser avec le sujet de vos recherches; involontairement vous éprouverez le désir de connaître les causes de ces formes variées dont votre crayon cherche à imiter les contours. Quittez alors le crayon pour le scalpel, interrogez la nature, jamais elle n'hésitera, sa réponse sera toujours nette et précise. Que si parfois le moindre doute s'élève dans votre esprit, appelez en de la nature morte à la nature animée, réveillez, galvanisez le cadavre par son rapprochement du modèle vivant, interrogez les actions mécaniques dans leur obéissance forcée à la disposition, aux attaches des organes moteurs, portez votre investigation sur la couleur, les accidents, les accessoires de l'enveloppe générale du corps, étudiez surtout les mouvements, les modifications qu'ils déterminent, les jeux de la lumière et déjà vous poserez un pied ferme sur les degrés élevés de l'art.

Que votre zèle se ranime à ces premiers succès, efforcez-vous de saisir l'échelon supérieur; demandez aux émotions de l'âme le secret de leurs expressions si diverses, ne reculez pas devant le triste spectacle des souffrances humaines et marchant avec persévérance, le scalpel d'une main, le crayon de l'autre, suivez les sages préceptes de ce législateur de l'art (1),

(1) Léonard de Vinci.

qu'il l'on rencontrait toujours traduisant à grands traits les impressions qui le frappaient sur sa route. L'artiste, disait-il, doit être universel !

Pour reproduire la nature, il faut en connaître les rouages secrets, il faut lire, sans cesse, dans ce livre infini et toujours ouvert.

———

Cet abrégé facilitera les premières études d'anatomie artistique ; si l'élève en comprend bien l'utilité, mon ouvrage complet lui deviendra nécessaire. Plus tard, il le trouvera sans doute insuffisant, mais alors même, alors surtout, je serai satisfait de mon œuvre, elle aura atteint son but.

IDÉE GÉNÉRALE

DE L'ORGANISATION.

Bien qu'à la rigueur l'artiste n'ait pas à s'occuper de toutes les parties qui entrent dans la composition du corps humain, il ne saurait pourtant se dispenser d'acquérir des notions générales sur l'organisation matérielle de l'homme, et je croirais n'avoir pas rempli complètement les obligations que je me suis imposées en écrivant un livre destiné aux élèves, si je ne consacrais pas quelques lignes à ce sujet intéressant.

Le corps humain est composé de fluides et de solides, mais ces derniers ne sont pas à beaucoup près aussi abondants que les fluides répandus dans toute l'économie et pénétrant tous les organes.

Un cadavre desséché à l'ardeur du soleil ou par la chaleur artificielle d'un four, perd à peu près les neuf dixièmes de son poids. Le professeur Chaussier a fait des expériences fort intéressantes sur la pesanteur relative des corps frais et desséchés, et quelques voyageurs rapportent qu'ils ont trouvé, sur les sables brûlants des déserts, des cadavres de chameaux desséchés par les rayons solaires et tellement légers, qu'un seul homme pouvait les soulever sans peine.

Ne voyons-nous pas, dans certaines maladies, le corps réduit à une telle maigreur que la peau semble appliquée immédiatement sur les os? Au surplus, l'étude des fluides ne présente aucun intérêt à l'artiste, aussi passerai-je de suite à l'examen des parties solides.

La peau, enveloppe générale du corps, s'offre d'abord à nos regards; elle se moule sur les parties sous-jacentes dont elle reproduit les formes, mais la présence du tissu cellulaire et l'épaisseur même de la peau modifient ces formes, diminuent leur âpreté et leur prêtent une grâce toute particulière. Il existe une grande différence entre l'écorché et le cadavre revêtu du tégument externe.

Parsemée de sillons, de plis, de rides, de poils, etc., qui détruisent la monotonie de sa surface, limitent naturellement certaines régions, et en embellissent plusieurs, la peau, dont quelques détails importants nous occuperont plus tard, est percée d'ouvertures qui établissent la communication de cette enveloppe avec les membranes muqueuses considérées par les anatomistes comme un tégument interne. Cette transition de tissus est bien évidente aux paupières, aux orifices des conduits auditifs, des narines, de la bouche, de l'anus et du canal de l'urèthre, où l'on voit le tissu dermoïde s'amincir, changer de coloration et se transformer presque insensiblement en tissu muqueux. Les ongles et les poils ne sont que des dépendances de la peau qui, suivant l'élégante définition de Bichat, est une limite sensitive, placée à l'extrémité du domaine de l'âme, où les corps extérieurs viennent sans cesse heurter, afin d'établir les relations de la vie animale, et de lier ainsi l'existence de l'homme à celle de tout ce qui l'entoure.

Immédiatement au-dessous de la peau, on trouve le *tissu cellulaire*, excepté au cou et à la face, où des muscles particuliers, connus sous le nom de *peauciers*, adhèrent intimement à l'enveloppe extérieure. Non-seulement le tissu cellulaire forme une couche sous-cutanée plus ou moins épaisse dans les diverses régions, mais il pénètre dans tous les interstices qu'offrent les parties sous-jacentes, les lie entre elles, leur forme des enveloppes moelleuses, facilite leur jeu et les protège contre les chocs violents.

Dans ce tissu, rampent sinueusement des vaisseaux et des filets nerveux.

Au tissu cellulaire sous-cutané succèdent les *muscles* dont l'ensemble forme plusieurs couches superposées. Suivant un grand nombre d'anatomistes, les muscles sont au nombre de quatre cents; le professeur Chaussier n'en admettait que trois cent soixante-huit. Organes actifs de la locomotion, ils ont ordinairement une couleur rouge plus ou moins foncée, et présentent de nombreuses variétés sous les rapports du volume, de la forme, de la direction, etc. Les muscles sont composés de fibrilles, dont la réunion forme des fibres, des faisceaux liés entre eux par le tissu cellulaire et parcourus par un grand nombre de nerfs et de vaisseaux. Ils sont tantôt insérés directement sur les os, tantôt, ils s'y attachent au moyen de tendons.

Les muscles sont enveloppés de tous côtés par des membranes résistantes semi-transparentes, dont les dispositions particulières ont été décrites minutieusement par M. Gerdy. Ces *aponévroses*, que l'on rencontre d'abord sous le tissu cellulaire superficiel, envoient de toutes parts des cloisons qui se réunissent et forment des gaînes dans lesquelles les muscles sont exactement renfermés. Enfin, au centre des masses musculaires et leur servant de supports ou de points d'attache, on trouve les os unis entre eux par de nombreux ligaments destinés à les maintenir dans une position presque invariable, ou leur permettant d'exécuter des mouvements très étendus. Quelques-uns de ces os sont creusés d'un canal qui l'on nomme *médullaire*, d'autres n'offrent aucune cavité dans leur épaisseur. Il est à remarquer que les os pleins sont presque tous destinés à former, par leur réunion, les grandes cavités du corps; le crâne, la poitrine, une grande partie de l'abdomen, ont leurs charpentes osseuses composées d'os pleins, tandis que les parties molles des membres sont supportées par des os pourvus d'un canal médullaire.

Les parois des grandes cavités dont je viens de parler présentent la même disposition de parties que l'on observe dans les membres, mais au delà de la couche osseuse, on rencontre des membranes transparentes, minces, humectées dans toute leur étendue par un fluide particulier, la *sérosité*, qui a donné son nom aux *membranes séreuses*; ces toiles déliées tapissent les cavités et se replient sur elles-mêmes en suivant parfois une marche assez compliquée, pour envelopper, plus ou moins exactement, les organes qu'elles maintiennent tout en facilitant leur jeu.

Le crâne contient le *cerveau* et le *cervelet*; la *moelle épinière* est logée dans le canal que forment les vertèbres superposées. L'organisation délicate de ces viscères rend leurs lésions excessivement graves et fréquemment mortelles : aussi, sont-ils protégés par de solides enveloppes qui cependant ne suffisent pas toujours pour les préserver. De ce centre commun, partent, dans toutes les directions, des cordons blancs et souples, dont les divers troncs se divisent et se subdivisent à l'infini, se réunissent par leurs ramifications, pénètrent les tissus, les organes, et envoient leurs branches les plus déliées à la périphérie du corps, où elles servent à établir la relation de l'individu avec tout ce qui l'environne. Les *nerfs* sont à la fois les messagers des sensations et de la volonté; ils rapportent les premières au centre commun et vont dans toutes les directions faire exécuter ses ordres.

Les *poumons* et le *cœur* sont contenus dans la cavité pectorale ou thoracique, mystérieux laboratoire de la respiration et de la circulation; inséparables sources de la vie. Les artistes ne sauraient ignorer la position exacte de ces organes sans être exposés à commettre parfois de graves erreurs.

Situé derrière le sternum et devant la colonne vertébrale, le *cœur* occupe, entre les deux poumons, la partie moyenne de la poitrine. Il est renfermé dans une poche particulière que l'on nomme le *péricarde*. La forme du cœur est à peu près celle d'un cône irrégulier, aplati d'avant en arrière; sa base est dirigée en haut et un peu à droite; son sommet, ou pointe, correspond à l'intervalle des cartilages des cinquième et sixième côtes du côté gauche.

Laënnec avait cru reconnaître que, chez un sujet sain, le volume du cœur égalait celui du poing, mais les dimensions du cœur sont trop variables pour qu'on puisse accorder la moindre confiance à cette idée du célèbre médecin breton. Les principaux troncs artériels et veineux prennent naissance ou viennent s'ouvrir dans les cavités du cœur, qui sont au nombre de quatre.

La poitrine est presque entièrement remplie par les deux *poumons*, organes de la respiration. Le sommet de chaque poumon correspond aux premières côtes gauches et droites; les bases de ces organes reposent sur la convexité du *diaphragme*, cloison membraneuse tendue entre la poitrine et la cavité abdominale (1). Les poumons communiquent avec l'extérieur au moyen de tubes qui portent le nom de *bronches* et se réunissent pour former la *trachée* terminée supérieurement par le *larynx* où se forment en partie les sons et qui vient s'ouvrir dans l'arrière-bouche. Cette ouverture supérieure du conduit pulmonaire est protégée par l'*épiglotte*, soupape élastique destinée à empêcher les aliments de tomber dans le larynx. Le jeu des poumons est facilité par la présence d'une membrane séreuse qui les enveloppe, les maintient et tapisse les parois thoraciques. L'*œsophage*, dont l'orifice est placé derrière celui du larynx, descend aussi dans la poitrine pour aller gagner l'estomac et lui transmettre les aliments.

On trouvera peut-être que je me suis occupé trop longuement des organes contenus dans la poitrine, bien que je n'aie fait en quelque sorte que les énumérer; mais ne devrait-on pas, au contraire, me reprocher mon laconisme? Quoi de plus important, pour l'homme qui veut reproduire la nature et ses accidents, que de connaître la situation des principaux organes de la vie? L'histoire nous a transmis les hauts faits d'armes des héros de l'antiquité et de nos ancêtres, elle nous montre le coup fatal qui les fit tomber glorieusement sur le champ de bataille; la mythologie

(1) Le diaphragme s'attache, en avant, à l'appendice xiphoïde, en arrière, aux apophyses transverses de la première vertèbre lombaire, et au devant du corps et des cartilages des deuxième, troisième et quatrième vertèbres lombaires; sur les côtés, il prend insertion sur les cartilages et sur les corps des six dernières côtes. Ces insertions sont bonnes à connaître, parce qu'elles indiquent les limites qui séparent les cavités thoracique et abdominale.

nous raconte les exploits fantastiques de ses dieux et les cruels châtiments que leur capricieuse omnipotence infligeait aux perturbateurs de l'ordre olympique, aux contrefacteurs de leurs œuvres et à tant d'autres; l'artiste doit reproduire fidèlement ces blessures, ces supplices, il doit, qu'on me permette l'expression, tuer son homme à coup sûr et proprement; son vautour ne doit pas chercher au hasard le foie de Prométhée.

La cavité abdominale contient aussi des organes importants à connaître. Nous avons vu qu'elle était limitée en haut par le diaphragme, nous savons également que les poumons correspondent par leurs bases à la surface convexe du diaphragme; la face inférieure de cette cloison sera donc concave, elle formera une coupole à la cavité, et dans cette coupole, viendront se loger des organes que protégeront, sur les côtés et en arrière, les côtes et la colonne vertébrale.

L'*estomac* est placé transversalement à la partie supérieure de l'abdomen. Sa forme a quelque analogie avec celle d'une cornemuse, mais il présente deux ouvertures; l'une située à gauche, reçoit l'œsophage dont j'ai déjà parlé, l'autre, à droite, s'abouche avec le conduit intestinal. L'estomac est situé au-dessous du diaphragme; dans l'état de plénitude, il vient faire saillie sous l'appendice xiphoïde, dans le point que l'on désigne sous le nom de *creux de l'estomac*.

On divise le *tube intestinal* en deux portions principales, l'*intestin grêle* et le *gros intestin*. Je ne parlerai pas des subdivisions conventionnelles, auxquelles ces deux portions ont été soumises. L'intestin, dont la longueur égale six à sept fois celle du corps, doit nécessairement se replier sur lui-même et former de nombreuses *circonvolutions* pour se loger dans une cavité qu'occupent déjà d'autres organes; afin que ces circonvolutions ne se mêlent pas et jouissent cependant de mouvements assez libres, elles sont fixées à la paroi postérieure de l'abdomen, par des replis membraneux que leur fournit le *péritoine*, vaste membrane séreuse qui enveloppe presque tout le tube intestinal, plusieurs autres organes, tapisse les parois de l'abdomen, en suivant une marche assez compliquée. L'extrémité inférieure de l'intestin vient s'ouvrir à l'*anus* et fournit ainsi, depuis la bouche jusqu'à ce dernier orifice, un conduit continu aux aliments qui subissent, dans leur trajet, plusieurs modifications destinées à rendre certaines parties propres à la conservation de l'individu, tandis que d'autres, inutiles ou nuisibles, sont chassées jusqu'à l'extrémité de l'intestin et enfin éliminées.

La partie droite de la coupole diaphragmatique logé le *foie*, organe volumineux dont le bord inférieur ou antérieur se fait sentir au-dessous des fausses côtes droites. Ce viscère est situé au-dessus de l'estomac et d'une partie de l'intestin; il est maintenu par des replis du péritoine qui lui fournit une enveloppe.

Je crois pouvoir maintenant abréger encore mes descriptions et me contenter d'énumérer rapidement les autres organes abdominaux.

La *rate* est située dans l'hypocondre gauche, au-dessous du diaphragme; les *reins*, au nombre de deux, sont placés dans la région lombaire, des deux côtés de la colonne vertébrale, au niveau des deux dernières vertèbres dorsales et des deux premières lombaires. Au devant du *rectum*, dernière portion du tube intestinal, on trouve la *vessie* qui communique avec le *canal de l'urèthre* et avec les reins, au moyen de deux conduits nommés *urèthres*. L'urine, sécrétée par les reins, descend dans la vessie, d'où elle est expulsée en suivant le canal de l'urèthre. Chez la femme, la *matrice* sépare la vessie du rectum. Au milieu de tous ces organes, dans l'épaisseur de leurs tissus, on retrouve toujours les nerfs et les vaisseaux, sans lesquels ils ne sauraient accomplir leurs fonctions et concourir à l'existence de l'individu.

La portion inférieure de la cavité abdominale est formée, en grande partie, par le *bassin*; cette cavité se trouve donc protégée, en haut et en bas, par des parois osseuses; là, par les côtes, ici, par les os iliaques et le coccyx; en arrière, la colonne vertébrale règne dans toute sa longueur.

J'ai dû nécessairement me dispenser de décrire et même d'énumérer plusieurs parties fort importantes pour l'anatomiste, mais sans intérêt pour l'artiste; je passerai également sous silence les organes des sens et je terminerai cet aperçu rapide, mais suffisant pour donner à l'artiste une idée du corps humain et lui inspirer le désir d'en acquérir une connaissance plus complète.

SYSTÈME DES PROPORTIONS

DE JEAN COUSIN.

Le système des proportions de Jean Cousin est généralement suivi dans nos écoles, c'est le seul que j'exposerai dans cet abrégé, renvoyant pour tous les autres à mon *Anatomie des formes*.

J'ai cru pouvoir faire subir une modification à l'ordre adopté par l'auteur, parce qu'il me semble avantageux de donner d'abord les proportions générales du corps, au lieu de commencer par celles des diverses parties de la face, ainsi que l'a fait Jean Cousin.

La longueur du nez correspond au quart de la hauteur de la tête divisée en quatre parties, et l'artiste célèbre auquel j'emprunte ces proportions, prend souvent la longueur de cet organe comme unité de mesure ; du moment que l'on connaît la valeur métrique du nez, il est, je crois, plus convenable de compter par partie et de dire par exemple : la longueur du pied vu de profil, est de quatre parties, au lieu d'employer cette locution pour le moins singulière : Le pied vu de profil a quatre nez.

A part ces légères modifications, je ne changerai rien au système de Jean Cousin (1).

La hauteur du corps, depuis le sommet de la tête jusqu'à la plante des pieds, est de 8 têtes (2) ; cette division se fait de la manière suivante :

Du sommet de la tête, à la partie inférieure du menton.	1 tête.
partie inférieure du menton, aux mamelons.	1 »
Des mamelons, au nombril.	1 »
Du nombril, aux parties génitales.	1 »
Des parties génitales, à la partie moyenne de la cuisse	1 »
Du milieu de la cuisse, au genou	1 »

---

(1) L'art de desseigner de maistre Jean Cousin ; Paris, achevé d'imprimer le 25 avril 1685. Petit in-4° oblong.

(2) On compte également 8 têtes de l'extrémité du doigt médius d'une main à la même extrémité de la main opposée, lorsque les bras sont étendus. Les variations de hauteur du corps humain sont dues principalement à la différence de longueur des membres abdominaux.

Du genou, au-dessous du mollet. . . . . 1 »
De dessous le mollet au talon (1). . . . . 1 »

La tête se divise en quatre parties égales :

Du sommet de la tête à la naissance des cheveux . . . . 1 partie.
De la naissance des cheveux à la racine du nez . . . . 1 »
De la racine du nez, à la partie inférieure de cet organe. . . . . . . 1 »
De la partie inférieure du nez à la partie inférieure du menton . . . 1 »
Une cinquième partie comprend la longueur du cou jusqu'à la fossette sus-sternale.
En mesurant le membre supérieur depuis l'articulation de l'épaule jusqu'à celle du poignet, on trouve. . . . . 2 têtes.
Du poignet, à l'extrémité du médius. . . . . 1 »
Le membre inférieur, mesuré depuis les parties génitales jusqu'à la plante du pied, comprend. . . . . 4 »

Les mains ont la même longueur que la face, et se divisent en trois longueurs de nez, plus une longueur pour le poignet. Le premier doigt se termine au niveau de la partie moyenne de la dernière phalange du médius, le troisième doigt, au tiers supérieur de cette même phalange; l'auriculaire s'étend jusqu'à la dernière articulation de l'annulaire, et le pouce jusqu'à la première articulation de l'index.

La longueur du pied, vu de profil, est de 4 parties ou 1 tête. On le divise en trois parties égales au diamètre du bas de la jambe. Du coude-pied à l'articulation métacarpo-phalangienne du gros orteil, on compte une partie 2/3. Le pied étant égal à 4 parties, le petit orteil prend naissance au dernier tiers de la troisième partie, et ne dépasse pas la moitié de la phalange du gros orteil. Les orteils suivants augmentent progressivement de la longueur de l'ongle.

Telles sont les proportions de longueur indiquées par Jean Cousin; voyons maintenant comment il mesure le corps suivant sa largeur et son épaisseur.

Il divise la ligne qui passe devant les yeux en 5 parties égales; les yeux occupent la 2e et la 4e, le nez la 3e.

---

(1) J. Cousin donne la longueur du tronc à part. — En avant, le tronc a 3 têtes, depuis les épaules jusqu'aux parties génitales; des épaules au mamelon, 1 tête; du mamelon au nombril, 1 tête; du nombril aux parties génitales, 1 tête. — En arrière des épaules, à l'angle inférieur de l'omoplate, 1 tête; de cet angle aux hanches, 1 tête; des hanches aux fesses, 1 tête.

Fau, Anat. art. 2

L'œil est lui-même divisé en 3 parties dont la moyenne comprend la cornée transparente ; l'ouverture des paupières est égale à une de ces parties.

Sur le milieu de la troisième ligne qui partage la hauteur de la face, le nez occupe un espace égal à la largeur de l'œil ; de profil, il est plus étroit d'un quart ; les narines égalent en longueur la moitié de la largeur du nez. La largeur de la bouche est d'un œil et demi, la hauteur de la lèvre supérieure est égale au huitième de sa longueur, celle de l'inférieure, au cinquième (1).

L'oreille s'étend de la ligne des yeux jusqu'à celle du nez, elle est moins large de moitié.

De face, le cou, pris à la hauteur de la ligne du nez, a une demi-tête de largeur, il est deux fois aussi large au niveau de la fossette sus-sternale ; à la naissance des épaules, sa largeur est de la moitié des cinq parties qui servent à diviser la longueur de la tête et du col.

On compte deux têtes d'une épaule à l'autre ; le diamètre des hanches vis-à-vis du nombril, ainsi que l'écartement des trochanters, est de six parties.

De profil, on trouve 5 parties de l'épaule au mamelon ; au niveau du nombril, une tête ; au-dessous de la fesse, 4 parties et demie.

En avant et au coude, le bras a un tiers de tête de largeur, une partie au poignet, et trois quarts de partie à l'articulation. En dedans et en dehors l'épaisseur du bras est de 2 parties vers l'épaule, de une partie et deux tiers au coude, de un tiers de tête au-dessous du coude (2) et d'une partie au poignet (3).

A la hauteur des parties génitales, le diamètre transversal de la cuisse est de trois parties, le milieu du membre a deux parties deux tiers de large, le genou, une partie et trois quarts ; la jambe, à la hauteur du mollet, a deux parties un quart ; sous le mollet, une partie trois quarts ; au-dessous de la cheville, une partie.

(1) On retrouve ici quelques mesures de hauteur ou de longueur que je n'ai pu séparer des mesures de largeur.

(2) Jean Cousin commet, sans doute, une erreur involontaire, en disant qu'en ce point le bras a trois parties de tête ; peut-être n'est-ce qu'une faute d'impression.

(3) L'auteur divise transversalement le poignet en quatre parties égales, et n'en donne que trois à la même partie vue de profil.

En dedans comme en dehors, le haut de la cuisse a trois parties et un quart, le milieu du membre, trois parties; le genou, le mollet et le dessous du mollet, ont les mêmes dimensions qu'en avant, et la partie située au-dessus de la cheville a un tiers de tête de largeur.

par la partie antérieure, le diamètre de l'avant-pied est de une partie deux tiers; on divise ce diamètre en trois parties égales : la première comprend le gros orteil, la seconde, les deux suivants, et la troisième, les deux derniers.

Par derrière, le bas de la jambe, au-dessus de la cheville, et la partie postérieure du pied, ont tous deux une partie de largeur.

De profil, on trouve une partie et demie, de la plante du pied au coude-pied, vers la jonction du pied avec la jambe.

Les grandes divisions sont les mêmes pour la femme que pour l'homme, mais on ne compte chez la femme que six parties d'une épaule à l'autre, et cinq parties à la ceinture, tandis que le diamètre des hanches est de deux têtes.

De profil, le diamètre antéro-postérieur du tronc, au niveau des mamelles et des hanches, est de cinq parties; les diamètres de la ceinture et de la cuisse, au-dessous de la fesse, d'une tête. Le genou a le même diamètre que le cou, ou une partie cinq sixièmes. Le poignet et la jambe, au-dessus de la cheville, ont la largeur de la moitié du col.

Jean Cousin recommande de donner à la taille de la femme une partie de longueur de moins qu'à celle de l'homme.

L'enfant a cinq parties de la femme ou cinq têtes de hauteur; trois du sommet du crâne aux parties génitales, deux pour les membres inférieurs. Le nombril est placé trois parties et demie de tête au-dessous du mamelon, et le pli inférieur du ventre, une demi-tête au-dessous du nombril. Le pied mesure la distance qui sépare la naissance des cheveux de la bouche, ou deux parties un tiers de la tête. La main a deux parties et demie de tête en longueur. Le diamètre des épaules est d'une tête ainsi que celui de la ceinture. De profil, on compte quatre parties et demie de tête à la ceinture, une tête aux hanches, trois parties de tête aux aisselles. Le haut de la cuisse vu de face a un diamètre d'*un tiers de deux têtes* (1), et de trois parties et demie de tête, vue de profil. Le genou a deux cinquièmes de tête; la jambe, au-dessus de la cheville, est de la largeur de

(1) Je copie Jean Cousin.

la moitié du cou; l'avant-pied est large comme le genou. Le poignet a la largeur de la cinquième partie d'une tête (1).

NOTA.

Lorsque les membres supérieurs sont abandonnés à eux-mêmes, la face dorsale de la main et de l'avant-bras se tourne en avant, tandis que la face palmaire regarde en arrière; j'ai adopté, pour les figures de cet ouvrage, la position anatomique, parce qu'elle se prête mieux aux descriptions et surtout parce que les élèves n'éprouveront aucun embarras, et ne seront pas exposés à commettre des erreurs, s'ils veulent faire des recherches dans les traités spéciaux d'anatomie (2).

Le texte explicatif des planches donne le nom des muscles, leurs attaches et leurs fonctions; par l'indication 1°, on désigne les attaches supérieures ou les plus élevées, par 2° les attaches inférieures.

---

(1) Ces proportions indiquées par J. Cousin, sont celles d'un enfant d'environ trois ans. De trois à quatre ans, la hauteur totale est de cinq têtes et demie; de huit à neuf, six têtes; de douze à quinze, six têtes et demie; de quinze à dix-sept, sept têtes.

Chez le même éditeur :

NOUVEL ÉCORCHÉ, par E. CAUDRON. Statuette de 70 centimètres de hauteur. Prix, en blanc, avec l'explication. . . . . 15 fr.

SQUELETTE.

Face antérieure.

1. Frontal.
2. Pariétal.
3. Temporal.
4. Occipital.
5. Os de la pommette.
6. Maxillaire supérieur.
7. Os du nez.
8. Maxillaire inférieur.
9. Dernière vertèbre.
10. Clavicule.
11. Omoplate.
12. Sternum.
13. Première côte.
14. Septième côte.
15. Douzième côte.
16. Deuxième vertèbre dorsale.
17. Cinquième vertèbre lombaire.
18. Sacrum.
19. Coccyx.
20. Os iliaque.
21. Humérus.
22. Cubitus.
23. Radius.
24. Carpe.
25. Métacarpe.
26. Phalanges.
27. Fémur.
28. Rotule.
29. Tibia.
30. Péroné.
31. Tarse.
32. Métatarse.
33. Phalanges.

Nota. Les lignes ponctuées, que l'on remarque au sommet de la tête et sous le talon des planches 1 et 2, indiquent la direction de la ligne de gravité.

SQUELETTE.

Face postérieure.

1. Pariétal.
2. Occipital.
3. Temporal.
4. Pommette.
5. Maxillaire inférieur.
6. Première vertèbre cervicale.
7. Septième vertèbre cervicale.
8. Douzième vertèbre dorsale.
9. Cinquième vertèbre lombaire.
10. Sacrum.
11. Coccyx.
12. Os des iles.
13. Première côte.
14. Douzième côte.
15. Clavicule.
16. Omoplate.
17. Humérus.
18. Cubitus.
19. Radius.
20. Carpe.
21. Métacarpe.
22. Phalanges.
23. Fémur.
24. Tibia.
25. Péroné.
26. Tarse.
27. Métatarse.
28. Phalanges

SQUELETTE.

Face latérale.

1. Frontal.
2. Pariétal.
3. Temporal.
4. Occipital.
5. Os de la pommette.
6. Os du nez.
7. Maxillaire supérieur.
8. Maxillaire inférieur.
9. Première vertèbre cervicale.
10. Septième vertèbre cervicale.
11. Os iliaque.
12. Sacrum.
13. Coccyx.
14. Clavicule.
15. Sternum.
16. Omoplate.
17. Première côte.
18. Dernière côte.
19. Humérus.
20. Cubitus.
21. Radius.
22. Carpe.
23. Métacape.
24. Phalanges.
25. Fémur.
26. Rotule.
27. Tibia.
28. Péroné.
29. Tarse.
30. Métatarse.
31. Phalanges

ARTICULATIONS.

Articulations de l'épaule, de la mâchoire, des vertèbres et du membre supérieur.

Fig. 1.
A. Clavicule.
B. Omoplate.
C. Humérus.
1 Surface articulaire de l'extrémité interne de la clavicule.
2. Ligament coraco-claviculaire.
3. Ligament acromio-coracoïdien.
4. Capsule fibreuse scapulo-claviculaire.
5. Ligament scapulo-coracoïdien.
6. Ligament coraco-huméral.
7. Capsule fibreuse scapulo-humérale.
8. Tendon du muscle sous-scapulaire.
9. Tendon du biceps.
10. Tendon de la longue portion du triceps.

Fig. 2.
A. Clavicule.
B. Omoplate.
C. Humérus.
1. Surface articulaire de la clavicule.
2. Ligament coraco-claviculaire.
3. Capsule scapulo-claviculaire.
4. Ligament scapulo-coracoïdien.
5. Capsule de l'articulation.
6. Attaches des muscles sus-épineux, sous-épineux et petit rond.
7. Tendon de la longue portion du triceps.

Fig. 3.
A. Portion inférieure du crâne.
B. Branche de la mâchoire.
1. Ligament latéral externe.
2. Ligament stylo-maxillaire.

Fig. 4.
A. Portion inférieure de l'occipital.
B. Atlas.
C. Axis.
1. Ligament cervical antérieur.
2. Ligament occipito-atloïdien antérieur.
3. Capsule fibreuse atloïdo-axoïdienne.
4. Capsules des apophyses articulaires.
5. Tendons coupés des muscles longs du cou.

Fig. 5.
A, B, C, D. Corps des 7e, 8e, 9e et 10e vertèbres dorsales.
1, 1. Ligament vertébral commun antérieur.
2, 2, 2. Disques inter-articulaires.
3. Ligaments costo-vertébraux.
4. Ligaments costo-transversaires inférieurs.
5. Ligaments inter-épineux dorsaux.
6, 6. Ligament sus-épineux dorsal.

Fig. 6.
A, B, C, D. Corps des 1re, 2e 3e, et 4e vertèbres lombaires.
1. Pilier du diaphragme.
2. Ligament vertébral commun antérieur.
3. Ligament rayonné.
4, 4. Disques intervertébraux.
5. Ligaments articulo-transversaires.
6. Tendon du transversaire épineux (portion lombaire).
7, 7, 7. Ligaments inter-épineux et tendons des muscles longs du cou.
8, 8. Ligament sus-épineux.
9. Capsule articulaire.

Fig. 7.
A. Humérus.
B. Cubitus.
C. Radius.
D. Os de la main.
1 Ligament antérieur de l'articulation du coude.
2. Ligament latéral interne.
3. Ligament latéral externe.
4. Tendon coupé du biceps.
5. Ligament inter-osseux.
6. Ligament antérieur inférieur cubito-radial.

7. Grand ligament radio-carpien antérieur.
8. Ligament latéral interne.
9. Ligament latéral externe.
10. Ligaments du carpe.
11. Capsule fibreuse unissant le trapèze au 1ᵉʳ métacarpien.
12. Ligaments inter-osseux palmaires.
13. Tendon du muscle cubital postérieur.
14. Tendon du long abducteur du pouce.
15. Ligament métacarpien transverse.
16. Ligament et capsule articulaires du pouce.
17. Index et gaîne fibreuse des tendons.
18. Médius. Les tendons des muscles fléchisseurs superficiel et profond sont mis à découvert.
19. Annulaire dont on a enlevé les tendons.
20. Auriculaire dont la capsule métacarpo-phalangienne est ouverte.

Fig 8.

A. Humérus.
B. Cubitus.
C. Radius.
D. Os de la main.
1. Ligament huméro-cubital postérieur.
2. Ligament latéral interne du coude.
3. Ligament latéral externe.
4. Ligament annulaire dans lequel tourne le radius.
5. Ligament inter-osseux.
6. Ligament postérieur cubito-radial inférieur.
7. Grand ligament radio-carpien postérieur.
8. Ligament latéral interne du poignet.
9. Ligament latéral externe.
10. Ligaments du carpe.
11. Capsule fibreuse du 1ᵉʳ métacarpien,
12. Ligaments inter-osseux saux.
13. Tendon du muscle cubital postérieur.
14. Tendon du long abducteur du pouce.
15. Tendons des radiaux.
16. Ligament métacarpien transverse.
17. 17. Doigts, ligaments et capsules.

ARTICULATIONS.

Articulations du bassin et du membre inférieur.

Fig. 1.

A. Os iliaque.
B. Sacrum.
C. Dernière vertèbre lombaire.
D. Fémur.
1. Disque inter-articulaire.
2. Ligament ilio-lombaire.
3. Ligament sacro-iliaque antérieur.
4. Ligament sacro-sciatique.
5. Ligament sacro-coccygien antérieur.
6. Ligaments croisés du pubis.
7. Ligament sous-pubien.
8. Capsule articulaire et son faisceau de renforcement.
9. Tendon du muscle droit antérieur.
10. Attache du moyen fessier.
11. Attache du petit fessier,
12. Attache du triceps.

Fig. 2.

A. Os iliaque.
B. Sacrum.
C. Coccyx.
D. Fémur.
1. Ligament sacro-iliaque postérieur.
2. Grand ligament sacro-sciatique.
3. Ligament sacro-coccygien postérieur.
4. Ligament sous-pubien.
5. Capsule articulaire.
6. Attache du muscle petit fessier.
7. Attache du moyen fessier.
8. Attache du biceps et du demi-tendineux.
9. Attache du 3e adducteur.

Fig. 3.

A. Fémur.
B. Tibia.
C. Péroné.
D. Rotule.
1. Section du muscle triceps.
2. Tendon rotulien.
3. Ligament latéral interne rotulien.
4. Ligament externe.
5. Ligament latéral externe de l'articulation.
6. Ligament latéral interne.
7. Tendon de l'aponévrose fascia-lata.
8. Ligament inter-osseux.
9. Attache du 3e adducteur.
10. Attache du biceps,
11. Attaches des muscles internes de la cuisse.

Fig. 4.

A. Fémur.
B. Tibia.
C. Péroné.
1. Ligament postérieur superficiel.
2. Ligament latéral interne.
3. Ligament latéral externe.
4. Ligament postérieur péronéo-tibial.
5. Ligament inter-osseux.
6. Attache du muscle 3e adducteur.
7. Attaches des jumeaux et du plantaire grêle.
8. Attache du poplité.
9. Attache du biceps.
10. Attache du soléaire.
11. Attache du long péronier latéral.

Fig. 5.

A. Malléole interne.
B. Malléole externe.
C. Calcanéum et tendon d'Achille.
1. Ligament inter-osseux.
2. Ligament postérieur de l'articulation péronéo-tibiale inférieure.
3. Ligament péronéo-astragalien postérieur.
4. Ligament latéral externe de l'articulation.
5. Ligament latéral interne.
6. Coulisse du muscle fléchisseur commun des orteils.
7. Coulisse du jambier postérieur.
8. Coulisse des péroniers latéraux.

Fig. 6.

A. Tibia.
B. Péroné.
C. Scaphoïde.
D. Calcanéum.
E. Astragale.
1. Ligament inter-osseux.
2. Ligament péronéo-tibial inférieur.
3. Ligament tibio-tarsien antérieur.
4. Ligament latéral interne.
5. Ligament latéral externe.
6. Ligament péronéo-astragalien.
7. Ligaments du tarse.
8. Ligament métatarsien transverse.
9. Attache du muscle jambier antérieur.
10. Attache du court péronier latéral.
11. Attache de l'adducteur du gros orteil.
12, 12, 12. Tendons du long extenseur des orteils, leurs gaines et l'articulation du 4º orteil ouverte.

Fig. 7.

A. Calcanéum
B. Malléole externe.
1. Ligament calcanéo-cuboïdien inférieur.
2. Gouttière du muscle long fléchisseur propre du gros orteil.
3. Gouttière du long fléchisseur commun des orteils.
4. Capsule cunéo-métatarsienne.
5. Ligament métatarsien transverse.
6. Attache du jambier postérieur.
7. Attache du jambier antérieur.
8. Attache du long péronier latéral.
9. Attache du court péronier latéral.
10. Attache de l'abducteur du petit orteil.
11. Attache du court fléchisseur du petit orteil.
12. Attache de l'adducteur et du court fléchisseur du gros orteil.
13. Attache de l'adducteur oblique du gros orteil.
14, 14, 14. Orteils, gaines, tendons du long fléchisseur. L'articulation du 4ᵉ orteil est ouverte.

TÊTE.

Face et profil.

Il faudrait entrer dans trop de détails, si l'on voulait indiquer convenablement aux artistes les attaches des muscles de la face, liés presque tous entre eux, de manière à n'en former, en quelque sorte, qu'un seul dont les faisceaux s'entrecroisent, se confondent et constituent un réseau musculaire adhérent d'une part à la peau, de l'autre aux os ou à des aponévroses. On ne trouvera donc ici que les attaches de l'occipito-frontal, du temporal et du masséter; quant aux autres, je me bornerai à donner leurs dénominations.

Fig. 1.

1. Portion frontale du muscle occipito-frontal. (*a.*)
2. Orbiculaire des paupières.
3. Élévateur commun du nez et de la lèvre supérieure.
4. Triangulaire du nez. (Le pyramidal est au-dessous.)
5. Élévateur propre de la lèvre supérieure.
6. Petit zygomatique.
7. Grand zygomatique.
8. Orbiculaire des lèvres.
9. Triangulaire du menton.
10. Carré du menton.
11. Houppe du menton.
12. Masséter. (V. fig. 3.)
13. Peaucier. (V. fig. 2.)
14. Sterno-cléido-mastoïdien. (*b.*)
15. Omoplat-hyoïdien. (*c.*)
16. Sterno-hyoïdien. (*d.*)
17. Trapèze. (V. pl. 8.)

Fig. 2.

1. Auriculaire antérieur.
2. Auriculaire supérieur.
3. Auriculaire postérieur.
4. Glande parotide.

Fig. 3.

1. Portion frontale du muscle occipito-frontal. (V. fig. 1.)
1'. Port. occipit. de ce muscle. (*f.*)
2. Temporal. (*g.*)
3. Obiculaire des paupières.
4. Élévateur commun de l'aile du nez et de la lèvre supérieure.
4'. Élévateur propre de la lèvre supérieure.
5. Triangulaire du nez.
6. Petit zygomatique.
7. Grand zygomatique.
8. Orbiculaire des lèvres.
9. Buccinateur.
10. Triangulaire du menton.
11. Carré du menton.
12. Masséter. (*h.*)
13. Sterno-cléido-mastoïdien. (V. fig. 1.)
14. Digastrique. (*i.*)
15. Mylo-hyoïdien. (*j.*)
16. Sterno-hyoïdien. (V. fig. 1.)
17. Omoplat-hyoïdien. (V. fig. 1.)
18. Thyro-hyoïdien (*k.*)

ATTACHES ET FONCTIONS.

(*a.*) ATTACHES. A l'aponévrose épicrânienne; il s'entrelace avec l'orbiculaire des paupières, se fixe à l'aponévrose dorsale du nez et se continue avec le pyramidal.

(*b.*) ATTACHES. 1° A l'apophyse mastoïde et à la ligne courbe occipitale supérieure.
2° A la partie interne de la clavicule, — supérieure et antérieure du sternum.
FONCTIONS. Lorsqu'un des muscles agit seul, il tourne la tête du côté opposé; mais quand les deux muscles se contractent, la tête est fléchie sur la poitrine.

(*c.*) ATTACHES. 1° Au bord inférieur du corps de l'os hyoïde.
2° Au bord supérieur de l'omoplate, derrière l'échancrure coracoïdienne.
FONCTIONS. Abaisse l'hyoïde et le tire de côté et en arrière.

(*d.*) ATTACHES. 1° Au bord inférieur du corps de l'os hyoïde.
2° A l'extrémité interne de la clavicule et à la partie supérieure du sternum.
FONCTIONS. Abaisseur de l'hyoïde.

(*e.*) ATTACHES. 1° A la mâchoire inférieure et à la peau de la face.
2° A la peau de la partie antérieure et supérieure de la poitrine.
FONCTIONS. Ride la peau du cou et abaisse la bouche en la tirant en dehors.

(*f.*) ATTACHES. 1° En arrière, aux deux tiers externes de la ligne courbe occipitale supérieure et à la région mastoïdienne du temporal.
2° S'entrelace avec l'orbiculaire des paupières, se continue avec le pyramidal et se fixe à l'aponévrose dorsale du nez.

Les deux portions sont réunies par l'aponévrose épicrânienne.

Fonctions. Ride le front horizontalement, et met en mouvement le cuir chevelu et la peau du front.

(g.) Attaches. 1° A toute la fosse temporale et à l'aponévrose temporale superficielle.

2° A l'apophyse coronoïde du maxillaire inférieur.

Fonctions. Élève et tire en arrière le maxillaire inférieur.

h.) Attaches. 1° Au bord inférieur de l'arcade zygomatique.

2° A la face externe de la branche et de l'angle de la mâchoire inférieure et à la même face de l'apophyse coronoïde.

Fonctions. Élève la mâchoire inférieure.

(i.) Attaches. 1° A l'apophyse mastoïde.

2° A la base du maxillaire inférieur près de la symphyse du menton, et à l'os hyoïde.

Fonctions. Abaisse la mâchoire inférieure et élève l'os hyoïde.

(j.) Attaches. 1° A la ligne mylo-hyoïdienne.

2° A l'os hyoïde.

Fonctions. Comme le précédent.

(k.) Attaches. 1° Au cartilage thyroïde du larynx.

2° Au corps et à la grande corne de l'hyoïde.

Fonctions. Abaisse l'hyoïde, élève le cartilage thyroïde.

TRONC.

Face antérieure.

A. Os maxillaire inférieur.
B. Clavicule.
C. Sternum.
D. Épine iliaque antérieure et supérieure.
E. Pubis.
1. Muscle peaucier (*a.*)
2. Digastrique. (V. pl. 6.)
3. Sterno-cléido-mastoïdien. (V. pl. 6.)
4. Sterno-hyoïdien. (V pl. 6.)
5. Omoplat-hyoïdien. (V. pl. 6.)
6. Trapèze (V. pl. 8.)
7. Deltoïde. (V. pl. 12.)
8. Grand pectoral. (*b.*)
9. Grand dentelé. (V. pl. 9.)
10. Grand dorsal. (V. pl. 8.)
11. Grand oblique. (V. pl. 9.)
12. Droit abdominal (*c.*)
13. Pyramidal. (*d.*)
14. Tenseur de l'aponévrose fascia lata. (V. pl. 16.)
15. Couturier. (V. pl. 17.)
    Le muscle correspondant est couvert par l'aponévrose 15.
16. Pectiné. (V. pl. 13.)
17. Cordon testiculaire.

ATTACHES ET FONCTIONS.

(*a.*) ATTACHES. 1° A la peau de la partie antérieure et supérieure de la poitrine.
2° A la mâchoire inférieure et à la peau de la face.

FONCTIONS. Abaisse la bouche, la tire en dehors et plisse la peau du cou.

(*b.*) ATTACHES. 1° Au bord antérieur de la clavicule, à la face antérieure du sternum, aux cartilages des 2ᵉ, 3ᵉ, 4ᵉ, 5ᵉ et 6ᵉ côtes, au corps de la 6ᵉ et à l'aponévrose abdominale.

2° Au bord antérieur de la coulisse bicipitale de l'humérus.

(*c.*) ATTACHES. 1° Aux cartilages des 5ᵉ, 6ᵉ et 7ᵉ côtes et au sternum.
2° Au bord supérieur du pubis, entre l'épine et la symphyse.

FONCTIONS. Fléchisseur de la poitrine sur le bassin et réciproquement, il resserre la cavité abdominale.

(*d.*) ATTACHES. 1° A la ligne blanche.
2° Au devant du muscle droit.

FONCTIONS. Accessoire du précédent.

TRONC.

Face postérieure.

A. 7ᵉ Vertèbre cervicale.
B. Épine de l'omoplate.
C. Os iliaque.
D. Grand trochanter.
1. Muscle occipital. (V. pl. 6.)
2. Sterno-cléido-mastoïdien. (V. pl. 6.)
3. Splénius. (V. pl. 6.)
4. Trapèze. (*a*.)
5. Deltoïde. (V. pl. 12.)
6. Triceps. (V. pl. 11.)
7. Sous-épineux. (*b*.)
8. Petit rond. (*c*.)
9. Grand rond (*d*.)
10. Rhomboïde. (*e*.)
11. Grand dorsal. (*f*.)
12. Masses charnues sacro-lombaires, composées du sacro-lombaire, du long dorsal et du transversaire épineux. (*g*.)
13. Grand oblique. (V. pl. 9.)
14. Grand fessier. (V. pl. 15.)
15. Moyen fessier. (V. pl. 17.)
16. Tenseur de l'aponévrose. (V. pl. 17.)

ATTACHES ET FONCTIONS.

(*a*.) ATTACHES 1° Au tiers interne de la ligne courbe occipitale supérieure, à la protubérance occipitale externe, au ligament cervical postérieur, aux apophyses épineuses des 6ᵉ et 7ᵉ vertèbres cervicales, des 10 premières et quelquefois des 12 vertèbres cervicales.

2° A tout le bord de l'épine scapulaire, au bord postérieur de l'apophyse acromion, au tiers externe du bord postérieur de la clavicule.

FONCTIONS. Sa partie inférieure abaisse l'épaule, la supérieure l'élève. L'épaule étant fixée, le muscle incline la tête en arrière.

(*b*.) ATTACHES. 1° Aux deux tiers internes de la fosse sous-épineuse et à des aponévroses.

2° A la partie moyenne de la grosse tubérosité de l'humérus.

FONCTIONS. Rotateur du bras en dehors et en arrière.

(*c*.) ATTACHES. 1° A la fosse sous-épineuse près du bord externe de l'omoplate, et à des aponévroses.

2° A la partie inférieure de la grosse tubérosité de l'humérus.

FONCTIONS. Écarte légèrement le bras du tronc.

(*d*.) ATTACHES. 1° A la partie postérieure de l'angle inférieur de l'omoplate et à des cloisons aponévrotiques.

2° Au bord postérieur de la coulisse bicipitale de l'humérus.

FONCTIONS. Imprime au bras un mouvement de rotation sur lui-même qui le porte en arrière et vers le tronc.

(*e*.) ATTACHES. 1° A la partie inférieure du ligament cervical postérieur, aux apophyses épineuses de la 7ᵉ vertèbre cervicale et des cinq premières dorsales.

2° A la partie inférieure du bord interne de l'omoplate.

FONCTIONS Entraîne l'omoplate en dedans, en arrière et en haut.

(*f*.) ATTACHES. 1° Aux apophyses épineuses des six ou sept dernières vertèbres dorsales, des vertèbres lombaires et sacrées, et aux quatre dernières fausses côtes.

2° Au fond de la coulisse bicipitale.

FONCTIONS. Rapproche le bras du tronc, le porte en arrière et en bas. Il peut agir sur le thorax lorsque le bras est fixé.

(*g*.) ATTACHES. 1° A une aponévrose commune, à la partie postérieure de la crête iliaque, aux angles des douze côtes, aux apophyses transverses et aux lames vertébrales depuis la partie inférieure du sacrum jusqu'à la 3ᵉ vertèbre cervicale.

2° Aux angles des côtes, aux apophyses transverses des quatre ou cinq dernières vertèbres cervicales, des vertèbres dorsales et lombaires, et aux apophyses épineuses de toutes les vertèbres.

FONCTIONS. Maintiennent la colonne vertébrale dans l'extension, portent le tronc directement en arrière, ou lui impriment en même temps un mouvement de rotation à droite ou à gauche; abaissent les côtes.

TRONC.

Face latérale.

A. Clavicule.
B. Crête iliaque.
C. Grand trochanter.
1. Extrémité inférieure du muscle sterno-cléido-mastoïdien. (V. pl. 6.)
2. Extrémité inférieure du muscle du trapèze. (V. pl. 8.)
3. Deltoïde. (V. pl. 12.)
4. Grand pectoral. (V. pl. 7.)
5. Grand dentelé. (a).
6. Droit abdominal revêtu de l'aponévrose. (V. pl. 7.)
7. Grand oblique. (b).
8. Grand dorsal. (V. pl. 8.)
9. Grand fessier. (V. pl. 15.)
10. Moyen fessier. (V. pl. 17.)
11. Tenseur de l'aponévrose fascia-lata. (V. pl. 17.)
12. Couturier. (V. pl. 16.)
13. Droit antérieur. (V. pl. 13.)

ATTACHES ET FONCTIONS.

(*a*.) ATTACHES. 1º Aux 10 premières côtes.
2º A tout le bord externe de l'omoplate. La 1re digitation de ce muscle se fixe sur les deux premières côtes, et les 8 autres digitations, sur les 2e, 3e, 4e, 5e, 6e, 7e, 8e, 9e et 10e côtes, et s'entrecroisent avec les digitations du grand oblique.

FONCTIONS. Porte l'omoplate et le membre supérieur en avant et en dedans; dilate la poitrine.

b.) ATTACHES 1º A la face externe et au bord inférieur des 7 ou 8 dernières côtes. Les 4 ou 5 digitations supérieures s'entrecroisent avec celles du grand dentelé, les autres avec celles du grand dorsal.

2º A la moitié antérieure de la crête iliaque et au bord externe de l'aponévrose abdominale.

FONCTIONS. Fléchit la poitrine sur le bassin et *vice versâ*, resserre la cavité abdominale.

Pl. 10.

MEMBRE SUPÉRIEUR.

Face antérieure.

Fig. 1.

A. Clavicule.
1. Grand pectoral. (V. pl. 7.)
2. Section du trapèze. (V. pl. 8.)
3. Deltoïde. (V. pl. 12.)
4. Biceps. (*a*.)
5. Triceps. (V. pl. 11.)
6. Brachial antérieur. (*b*.)
7. Long supinateur. (V. pl. 12.)
8. Premier radial externe. (V. pl. 12.)
9. Deuxième radial externe. (V. pl. 12.)
10. Rond pronateur. (*c*.)
11. Grand palmaire. (*d*.)
12. Petit palmaire. (*e*.)
13. Fléchisseur superficiel des doigts. (V. pl. 12.)
14. Cubital antérieur. (V. pl. 11.)
15. Long fléchisseur propre du pouce. (*f*.)
16. Carré pronateur. (*g*.)
17. Ligament annulaire du carpe.

Fig. 2.

1. Aponévrose palmaire.
2. Court abducteur du pouce. (*h*.)
3. Palmaire cutané. (*i*.)
4. Gaines des tendons.

Fig. 3.

1. Coulisse bicipitale de l'humérus.
2. Corps charnu du biceps.
3. Tendon de la courte portion pénétrant dans la coulisse bicipitale.
4. Tendon de la longue portion.
5. Tendon inférieur fixé à la tubérosité bicipitale du radius.
6. Expansion aponévrotique coupée pour laisser voir l'attache cubitale du brachial antérieur.
7. Coraco-brachial. (*j*.)
8, 8. Triceps brachial.
9, 9. Brachial antérieur.
10. Son attache inférieure.
11. Section du grand pectoral.
12. Section du deltoïde.

Fig. 4.

1. Section du palmaire grêle ; l'aponévrose palmaire est coupée.
2. Adducteur du petit doigt. (*k*.)
3. Court fléchisseur du pouce. (*l*.)
4. Opposant du pouce. (V. pl. 12.)
5. Adducteur du pouce. (*m*.)
6. Court fléchisseur du petit doigt. (*n*.)
7. Tendons des fléchisseurs superficiel et profond.
8. Premier interosseux dorsal. (V. pl. 11.)
9. Premier lombrical. (*o*.)

ATTACHES ET FONCTIONS.

(*a*.) ATTACHES. 1º La longue portion s'attache au sommet de l'apophyse coracoïde par un tendon commun avec le coraco-brachial ; la courte portion s'engage dans le canal fibreux et va s'attacher à l'extrémité supérieure de la cavité glénoïde.
2º A la partie postérieure de la tubérosité bicipitale du radius et à l'aponévrose de l'avant-bras, par son expansion aponévrotique.
FONCTIONS. Fléchisseur de l'avant-bras sur le bras, et réciproquement ; porte la main dans la supination.

(*b*.) ATTACHES. 1º Au dessous de l'empreinte deltoïdienne de l'humérus, aux faces interne et externe de l'os, et à ses bords antérieur, interne et externe.

2º Au-dessous de l'apophyse coronoïde du cubitus.
FONCTIONS. Fléchisseur de l'avant-bras sur le bras.

(*c*.) ATTACHES. 1º A l'apophyse coronoïde du cubitus, à l'épitrochlée et à la partie inférieure du bord interne de l'humérus, à des aponévroses.
2º A la partie moyenne de la face externe du radius.
FONCTIONS. Il fait tourner le radius sur le cubitus. Pronateur.

(*d*.) ATTACHES. 1º A l'épitrochlée et à des aponévroses.
2º Au deuxième os du métacarpe et au trapèze, quelquefois au troisième métacarpien.

FAU, Anat. art.

FONCTIONS. Fléchit la main sur l'avant-bras et la porte un peu en dedans.
(*e.*) ATTACHES. 1° Comme le précédent.
2° Au ligament annulaire antérieur du carpe et à l'aponévrose palmaire.
FONCTIONS. Tenseur de l'aponévrose palmaire et fléchisseur de la main sur l'avant-bras.
(*f.*) ATTACHES. 1° Aux trois quarts supérieurs du radius, à la partie voisine du ligament interosseux et au bord antérieur de l'os.
2° A la partie antérieure de l'extrémité supérieure de la dernière phalange du pouce.
FONCTIONS. Fléchisseur de la seconde et de la première phalange, ainsi que de l'os métacarpien du pouce.
(*g.*) ATTACHES. 1° Au quart inférieur du bord interne et de la face antérieure du cubitus.
2° Au quart inférieur du bord externe, du bord interne et de la face antérieure du radius.
FONCTIONS. Fait tourner le radius sur le cubitus. (Pronateur.)
(*h.*) ATTACHES. 1° Au ligament annulaire, au scaphoïde et souvent à une expansion aponévrotique du long abducteur.
2° A la partie externe de l'extrémité supérieure de la première phalange du pouce.
FONCTIONS. Ecarte le pouce de l'index.
(*i.*) ATTACHES. 1° Au bord interne de l'aponévrose palmaire, au ligament annulaire antérieur du carpe.
2° A la peau.
(*j.*) ATTACHES. 1° A l'apophyse coracoïde avec la longue portion du biceps.
2° Au bord interne et à la face interne de l'humérus vers sa partie moyenne.
FONCTIONS. Entraîne le bras en dedans et en avant.
(*k.*) ATTACHES. 1° A l'os pisiforme.
2° Au côté interne de la première phalange du petit doigt.
FONCTIONS. Fléchit à peine le petit doigt qu'il éloigne de l'auriculaire.
(*l.*) ATTACHES. 1° Au trapèze, au ligament annulaire, au grand os.
2° A l'os sésamoïde externe de l'articulation métacarpo-phalangienne, et à la première phalange du pouce.
FONCTIONS. Fléchit la première phalange du pouce.
(*m.*) ATTACHES. 1° Au bord antérieur du troisième métacarpien, au grand os, au trapèze, au trapézoïde.
2° Au côté interne de la première phalange du pouce.
FONCTIONS. Rapproche le pouce de l'indicateur.
(*n.*) ATTACHES. 1° A l'os crochu et au ligament annulaire.
2° Au côté interne de la première phalange du petit doigt.
FONCTIONS. Fléchisseur du petit doigt.
(*o.*) Ces petits muscles sont des accessoires des fléchisseurs.

MEMBRE SUPÉRIEUR.

Face postérieure.

Fig. 1.

1. Portion du grand dorsal. (V. pl. 8.)
2. Grand rond. (V. pl. 8.)
3. Petit rond. (V. pl. 8.)
4. Sous-épineux. (V. pl. 8.)
5. Portion du trapèze. (V. pl. 8.)
6. Deltoïde. (V. pl. 12.)
7. Triceps. (*a*.)
8. Brachial antérieur. (V. pl. 10.)
9. Long supinateur. (V. pl. 12.)
10. Premier radical externe (V. pl. 12.)
11. Second radical externe. (V. pl. 12.)
12. Anconé. (*b*.)
13. Cubital antérieur. (*c*.)
14. Extenseur commun des doigts. (*d*.)
15. Extenseur propre du petit doigt. (*e*.)
16. Cubital postérieur. (*f*.)
17. Long abducteur du pouce. (V. pl. 12.)
18. Court extenseur du pouce. (V. pl. 12.)
19. Ligament annulaire du carpe.

Fig. 2.

1. Ligament annulaire.
2. Tendon du long extenseur du pouce. (*g*.)
3. Tendons des extenseurs.
4. Gaines fibreuses des tendons.

Fig. 3.

1. Portion externe du triceps, ou vaste externe.
2. Portion moyenne ou longue du même muscle.
3. Son faisceau supérieur.
4. Sa portion interne ou vaste interne et tendon commun du muscle.

Fig. 4.

1. Tendon du 2e radial externe.
2. Tendon du 1er id. id.
3. Tendon du court extenseur du pouce.
4. Premier muscle interosseux dorsal. (*h*.)
5. Adducteur du pouce. (V. pl. 10.)
6. Opposant et adducteur du petit doigt. (V. pl. 10.)
7. Tendons des extenseurs.
8. Bandelettes d'union.

ATTACHES ET FONCTIONS.

(*a*.) ATTACHES. 1° Par sa partie moyenne ou longue portion, au-dessous de la cavité glénoïde de l'omoplate et à la partie supérieure du bord externe de cet os. Par sa portion externe ou vaste externe, à la face postérieure de l'humérus, au-dessus de la gouttière osseuse et au bord externe de l'os. Par sa portion interne ou vaste interne, à la face postérieure de l'humérus, au-dessous de la gouttière et au bord interne de l'os.
2° A la partie supérieure et postérieure de l'o écrâne.
FONCTIONS. Extenseur de l'avant-bras sur le b as.

(*b*.) ATTACHES. 1° A la partie postérieure de l'épicondyle.
2° A la surface triangulaire de la face postérieure du cubitus.
FONCTIONS. Extenseur de l'avant-bras sur le bras.

(*c*.) ATTACHES. 1° A la tubérosité interne de l'humérus, au bord interne de l'apophyse olécrâne et à des aponévroses.
2° A l'os pisiforme et au 5e métacarpien.
FONCTIONS. Meut la main sur l'avant-bras en vi c   et vers le cubitus.

(*d*.) ATTACHES. 1° A la tubérosité externe de l'humérus et à des aponévroses.
2° Aux secondes et troisièmes phalanges des 4 derniers doigts.
FONCTIONS. Extenseur des 4 derniers doigts.

(*e*.) ATTACHES. 1° A la tubérosité externe de l'humérus et à des aponévroses.
2. S'unit au 4e tendon de l'extenseur commun.
FONCTIONS. Extenseur du petit doigt.

(*f*.) ATTACHES. A la tubérosité externe, à la face postérieure et au bord postérieur du cubitus.
2° A l'extrémité supérieure du 5e métacarpien.
FONCTIONS. Étend la main sur l'avant-bras en l'inclinant en arrière vers le cubitus.

(*g*.) ATTACHES. 1° Au cubitus, au ligament interosseux et à des aponévroses.
2° A l'extrémité supérieure de la dernière phalange du pouce.
FONCTIONS. Extenseur du pouce et surtout de la dernière phalange.

(*h*.) ATTACHES. 1° Au bord interne du premier métacarpien et à la face externe du deuxième.
FONCTIONS. Abducteur de l'index.

Pl. 12.

MEMBRE SUPÉRIEUR.

Faces latérales.

Fig. 1.

1. Portion du trapèze. (V. pl. 8.)
2. Grand pectoral. (V. pl. 7.)
3. Deltoïde. (*a.*)
4. Sous-épineux. (V. pl. 8.)
5. Petit rond. (V. pl. 8.)
6. Grand rond. (V. pl. 8.)
7. Grand dorsal. (V. pl. 8.)
8. Biceps. (V. pl. 10.)
9. Brachial antérieur. (V. pl. 10.)
10. Triceps. (V. pl. 11.)
11. Long supinateur. (*b.*)
12. Grand palmaire. (V. pl. 10.)
13. Anconé. (V. pl. 11.)
14. Premier radial externe. (*c.*)
15. Deuxième radial externe. (*d.*)
16. Long extenseur commun des doigts. (V. pl. 11.)
17. Extenseur propre du petit doigt et cubital postérieur. (V. pl. 11.)
18. Long abducteur du pouce. (*e.*)
19. Court extenseur du pouce (*f.*)
20. Ligament du carpe.

Fig. 2.

1. Tendon du long extenseur du pouce. (V. pl. 11.)
2. Opposant du pouce. (*g.*)
3. Premier interosseux dorsal. (V. pl. 11.)
4. Adducteur du pouce. (V. pl. 10.)

Fig. 3.

1. Deltoïde. (V. fig. 1.)
2. Grand pectoral. (V. pl. 7.)
3. Biceps. (V. pl. 10.)
4. Brachial antérieur. (V. pl. 10.)
5. Coraco-brachial. (V. pl. 10.)
6. Portion externe du triceps. (V. pl. 11.)
7. Rond pronateur. (V. pl. 10.)
8. Long supinateur. (V. pl. 12.)
9. Grand palmaire. (V. pl. 10.)
10. Petit palmaire. (V. pl. 10.)
11. Fléchisseur superficiel des doigts. (*h.*)
12. Cubital antérieur. (V. pl. 11.)
13. Ligament du carpe.

Fig. 4.

1. Adducteur du petit doigt. (V. pl. 10.)
2. Section du palmaire cutané. (V. pl. 10.)
3. Court abducteur du pouce. (V. pl. 10.)

ATTACHES ET FONCTIONS.

(*a.*) ATTACHES. 1° Au bord inférieur de l'épine de l'omoplate, au bord externe de l'acromion, au tiers externe du bord antérieur de la clavicule.
2° A l'empreinte deltoïdienne de l'humérus.
FONCTIONS. Action complexe; mais lorsque toutes ses parties agissent simultanément, il élève le bras et le porte en dehors.

(*b.*) ATTACHES. 1° Au tiers inférieur du bord externe de l'humérus.
2° A la base de l'apophyse styloïde du radius.
FONCTIONS. Supinateur de la main et fléchisseur de l'avant-bras.

(*c.*) ATTACHES. 1° A la tubérosité externe et à la partie inférieure du bord externe de l'humérus, à un tendon commun avec les muscles de la région postérieure de l'avant-bras.
2° A la partie postérieure de l'extrémité supérieure du second métacarpien.
FONCTIONS. Supinateur et extenseur de la main sur l'avant-bras.

(*d.*) ATTACHES. 1° A la tubérosité externe de l'humérus.
2° A l'extrémité supérieure du troisième métacarpien.

(*e.*) ATTACHES. 1° Au cubitus et au radius en arrière, au ligament interosseux.
2° A l'extrémité supérieure du premier métacarpien.
FONCTIONS. Écarte le pouce de l'index et le porte en arrière.

(*f.*) ATTACHES. 1° Au cubitus, au radius et au ligament interosseux.
2° A l'extrémité supérieure du premier métacarpien.
FONCTIONS. Extenseur de la première phalange du pouce.

(*g.*) ATTACHES 2° Au trapèze et au ligament annulaire antérieur du carpe.
2° Au bord externe du premier métacarpien.
FONCTIONS. Oppose le pouce aux autres doigts.

(*h.*) ATTACHES. 1° A l'épitrochlée ou tubérosité interne de l'humérus, à l'apophyse coronoïde du cubitus, au bord antérieur du radius.
2° Aux secondes phalanges des quatre derniers doigts.
FONCTIONS. Fléchisseur des premières et deuxièmes phalanges.

Pl. 13.

MEMBRE INFÉRIEUR.

Face interne.

Fig. 1.
A. Épine iliaque antérieure et supérieure.
B. Épine du pubis.
C. Rotule.
D. Tubérosité du tibia.
1. Muscle psoas.
2. Muscle iliaque.
3. Moyen fessier. (V. pl. 17.)
4. Tenseur de l'aponévrose fascia lata. (V. pl. 17.)
5. Couturier. (V. pl. 16.)
6. Droit antérieur (*a*)
7, 7. Vaste externe et vaste interne. (*b*.)
8. Pectiné. (*c*.)
9. 1ᵉʳ Adducteur. (*d*.)
10. Droit interne. (V. pl. 16.)
11. 3ᵉ Adducteur. (V. pl. 16.)

Fig. 2.
1. Jambier antérieur. (*e*.)
2. Long extenseur commun des orteils. (*f*.)
3, 3. Soléaire. (V. pl. 15.)
4. Long péronier latéral. (V. pl. 17.)
5. Long extenseur du gros orteil. (*g*.)
6. Péronier antérieur. (V. pl. 17.)
7. Jumeau interne. (V. pl. 15.)
8. Long fléchisseur commun des orteils. (V. pl. 16.)
9. Pédieux. (V. pl. 17.)
10. Adducteur du gros orteil. (V. pl. 16.)
11. Ligament annulaire du tarse.

ATTACHES ET FONCTIONS.

(*a*.) ATTACHES. 1° A l'épine iliaque antérieure et inférieure et au-dessus de la cavité cotyloïde.
2° Au bord supérieur de la rotule.
FONCTIONS. Extenseur de la jambe sur la cuisse, et fléchisseur de la cuisse sur le bassin.

(*b*.) ATTACHES. 1° A la base du grand trochanter et au devant de cette éminence, à la ligne oblique qui réunit le trochanter à la ligne âpre, à toute cette ligne, à une ligne oblique qui va du col du fémur à la ligne âpre, à cette ligne âpre, aux faces interne, externe, antérieure et aux bords latéraux du fémur.
2° Aux bords supérieur et latéraux de la rotule et aux aponévroses du genou. (C'est la réunion de ce muscle et du précédent qui constitue le véritable triceps de la cuisse. On a eu tort d'en faire deux muscles distincts.)
FONCTIONS. Extenseur de la jambe sur la cuisse.

(*c*.) ATTACHES. 1° A l'épine et à la crête du pubis, et au devant de cette crête.
2° A la ligne qui va du petit trochanter à la ligne âpre.
FONCTIONS. Fléchisseur de la cuisse qu'il porte en dedans.

(*d*.) ATTACHES 1° A l'épine du pubis et au-dessous.

2° A la partie moyenne de la ligne âpre.
FONCTIONS. Adducteur de la cuisse qu'il fléchit légèrement sur le bassin en la faisant tourner un peu en dehors.

(*e*.) ATTACHES. 1° A la tubérosité externe du tibia, à la ligne oblique de la tubérosité antérieure, aux trois quarts supérieurs de la face externe de l'os, au ligament interosseux.
2° Au tubercule du premier cunéiforme et au premier métatarsien.
FONCTIONS. Porte en dedans le bord interne du pied qu'il fléchit sur la jambe.

(*f*.) ATTACHES. 1° A la tubérosité externe du tibia, à la moitié antérieure de la face interne du péroné et au ligament interosseux.
2° Aux deuxième et troisième phalanges des quatre derniers orteils.
FONCTIONS. Extenseur des quatre derniers orteils et fléchisseur du pied sur la jambe.

(*g*.) ATTACHES. 1° A la face interne du péroné et au ligament interosseux en arrière du long extenseur commun.
2° A l'extrémité postérieure de la phalange du gros orteil.
FONCTIONS. Extenseur de l'orteil et fléchisseur du pied sur la jambe.

MEMBRE INFÉRIEUR.

Couche profonde de la cuisse, faces supérieure et inférieure du pied.

Fig. 1.

A. Épine iliaque antérieure et supérieure.
B. Tête du fémur dans sa capsule.
C. Épine du pubis.
D. Rotule.
1, 1'. Extrémités du muscle droit antérieur ou portion moyenne du triceps. (V. pl. 13.)
2, Extrémités inférieures des muscles psoas et iliaque. (V. pl. 16.)
3, 3. Portions externes et internes du triceps. (V. pl. 13.)
4. Moyen fessier. (V. pl. 17.)
5. Petit fessier. (*a*.)
6. Pectiné. (V. pl. 13.)
7. Premier adducteur. (V. pl. 13.)
8. Deuxième adducteur. (*b*.)

Fig. 2.

A. Malléole interne.
B. Malléole externe.
1. Ligament annulaire du tarse.
2. Tendons du long extenseur des orteils. (V. pl. 13.)
3. Tendon du long extenseur du gros orteil. (V. pl. 13.)
4. Tendon du jambier antérieur. (V. pl. 13.)
5. Tendon du péronier antérieur. (V. pl. 17.)
6. Pédieux. (V. pl. 17.)
7. Adducteur du petit orteil. (V. pl. 17.)
8. Adducteur du gros orteil. (V. pl. 16.)
9. Interosseux.
10. Ligament métatarsien transverse antérieur.

Fig. 3.

A. Calcanéum.
B. Aponévrose plantaire coupée.
1, 1'. Muscle court fléchisseur commun des orteils. (*c*.)
2. Adducteur du gros orteil. (V. pl. 16.)
3. Court fléchisseur du gros orteil. (*d*.)
4. Tendon du long fléchisseur propre du gros orteil. (V. pl. 16.)
5. Adducteur du petit orteil. (V. pl. 17.)
6. Court fléchisseur du petit orteil.
7. Lombricaux.

ATTACHES ET FONCTIONS.

(*a*.) ATTACHES. 1° Depuis la ligne courbe inférieure de la face externe de l'os iliaque, au bas de la cavité cotyloïde.
2° Devant le grand trochanter.
FONCTIONS. Porte la cuisse en dehors et en arrière.

(*b*.) ATTACHES. 1° De la symphyse du pubis au trou sous-pubien.
2° A la partie moyenne de la ligne âpre du fémur, dans son tiers supérieur.
FONCTIONS. Son nom l'indique.

(*c*.) ATTACHES. 1° Au calcanéum et à l'aponévrose plantaire.
2° Sur les bords des secondes phalanges des 4 derniers orteils.
FONCTIONS. Fléchisseur des 2 premières phalanges des 4 derniers orteils.

(*d*.) ATTACHES. 1° A la face inférieure du calcanéum et aux deux derniers cunéiformes.
2° Sur l'articulation métatarso-phalangienne du gros orteil.
FONCTIONS. Fléchisseur de la 1re phalange du gros orteil.

MEMBRE INFÉRIEUR.

Face postérieure.

Fig. 1.

A. Sacrum.
B. Coccyx.
C. Crête iliaque.
D. Grand trochanter.
1. Muscle moyen fessier. (V. pl. 17.)
2. Tenseur de l'aponévrose fascia lata. (V. pl. 17.)
3. Grand fessier. (*a.*)
4. Biceps. (*b.*)
5. Triceps (V. pl. 14.)
6. Demi-tendineux. (*c.*)
7. Demi-membraneux. (*d.*)
8. Droit interne. (V. pl. 16.)
9. 3ᵉ Adducteur. (V. pl. 16.)
10. Couturier. (V. pl. 16.
11. Plantaire grêle. (V. fig. 2.)
12. Jumeaux. (V. fig. 2.)

Fig. 2.

A. Malléole interne.
B. Malléole externe.
1. Plantaire grêle. (*e.*)
2, 2. Jumeaux et tendons d'Achille. (*f.*)
3. Soléaire. (*g.*)
4. Long fléchisseur commun des orteils. (V. pl. 16.)
5. Tendon du jambier postérieur. (V. pl. 16.)
6. Long péronier latéral. (V. pl. 17.)
7. Court péronier latéral. (V. pl 17.)

ATTACHES ET FONCTIONS.

(*a.*) ATTACHES. A la ligne courbe supérieure de l'os iliaque jusqu'à la crête, à la crête du sacrum, aux bords latéraux de cet os et du coccyx à des ligaments, et à l'aponévrose fascia lata.

2° Aux rugosités qui existent entre le grand trochanter et la ligne âpre.

FONCTIONS. Porte la cuisse en dehors et en arrière, et tourne le pied en dehors.

(*b.*) ATTACHES Par sa longue portion à la tubérosité ischiatique, et par sa courte portion, à des aponévroses.

2° A la face externe de la tête du péroné et à la tubérosité externe du tibia.

FONCTIONS. Fléchisseur de la jambe, qu'il tourne en dehors ; il peut aussi fléchir la cuisse sur la jambe.

(*c.*) ATTACHES. 1° A la tubérosité ischiatique.

2° A la tubérosité antérieure du tibia.

FONCTIONS. Fléchit la jambe sur la cuisse et peut abaisser la cuisse sur la jambe.

d. ATTACHES. 1° A la tubérosité ischiatique

2° A la tubérosité interne du tibia et au-dessus du condyle externe du fémur

FONCTIONS. Comme le précédent.

(*e.*) ATTACHES. 1° Au-dessus du condyle externe du fémur et à la capsule fibreuse de l'articulation.

2° Au calcanéum.

FONCTIONS. Accessoire du soléaire et des jumeaux.

(*f.*) ATTACHES. 1° Aux empreintes situées au-dessus des condyles du fémur.

2° Au calcanéum par le tendon d'Achille.

FONCTIONS. Etendent le pied sur la jambe et même la jambe sur la cuisse.

(*g.*) ATTACHES. 1° A la partie postérieure de la tête du péroné, au bord externe et à la face postérieure, à la partie moyenne de cet os au bord interne du tibia.

2° Au calcanéum par le tendon d'Achille.

FONCTIONS. Extenseur du pied sur la jambe.

Pl. 16.

MEMBRE INFÉRIEUR.

Face antérieure.

Fig. 1.

A. Épine iliaque antérieure et supérieure.
A'. Surface articulaire du pubis.
B. Sacrum et coccyx.
C. Tubérosité interne du fémur.
D. Rotule.
1. Muscle psoas. (*a.*)
2. Iliaque (*b.*)
3. Grand fessier. (V. pl. 15.)
4. Couturier. (*c.*)
5. Pectiné. (V. pl. 13.)
6. 1er Adducteur. (V. pl. 13.)
7. Droit antérieur. (V. pl. 13.)
8. Portion interne du triceps ou vaste interne. (V. pl. 13.)
9. Droit interne. (*d.*)
10. 3e Adducteur. (*e.*)
11. Demi-tendineux. (V. pl. 15.)
12. Demi-membraneux. (V. pl. 15.)

Fig. 2.
A. Rotule.

B. Tubérosité interne du fémur.
C. Tibia.
1. Portion inférieure du vaste interne.
2. Portion inférieure du couturier.
3. Id. id. du droit interne.
4, 4. Portion inférieure du demi-tendineux et du demi-membraneux.
6, 6. Jumeau et tendon d'Achille et du plantaire grêle. (V. pl. 15.)
7. Soléaire. (V. pl. 15.)
8. Long fléchisseur commun des orteils. (*f.*)
9. Jambier postérieur. (*g.*)
10. Long fléchisseur du gros orteil. (*h.*)
11. Jambier antérieur. (V. pl. 13.)
12. Adducteur du gros orteil. (*i.*)
13. Ligament annulaire du tarse.

ATTACHES ET FONCTIONS.

a.) ATTACHES. 1° Sur les parties latérales des corps et des disques intervertébraux de la 12e vertèbre dorsale et des 5 vertèbres lombaires, à la base de leurs apophyses transverses.
2° Au petit trochanter.
FONCTIONS. Fléchit la cuisse sur le bassin, la porte en dedans et la fait tourner en dehors. Il fléchit le tronc sur la cuisse lorsque cette dernière est fixée.

(*b.*) ATTACHES. 1° A la fosse et à la crête iliaques, à la base du sacrum, aux épines iliaques antérieures, à l'échancrure qui les sépare, à l'articulation coxo-fémorale.
2° Au petit trochanter avec le précédent.
FONCTIONS. Fléchisseur du bassin sur la cuisse et réciproquement.

(*c.*) ATTACHES. 1° A l'épine iliaque antérieure et supérieure et à l'échancrure qui la sépare de l'épine inférieure.
2° A la partie interne de la crête du tibia, au-dessous de la tubérosité antérieure.
FONCTIONS. Adducteur de la cuisse, qu'il fléchit sur le bassin en même temps qu'il fléchit la jambe sur la cuisse.

(*d.*) ATTACHES. 1° Au pubis et à sa branche descendante.
2° A la tubérosité antérieure du tibia, au-dessus du demi-tendineux.
FONCTIONS. Adducteur et fléchisseur de la jambe sur la cuisse.

(*e*.) ATTACHES. 1° A la tubérosité de l'ischion,
à la branche ascendante de cet os et descendante du pubis.
2° A la ligne âpre du fémur jusqu'au condyle interne.
FONCTIONS. Adducteur et rotateur en dehors de la cuisse.

(*f.*) ATTACHES. 1° A la ligne oblique du tibia et à la partie moyenne de sa face postérieure.
2° Aux dernières phalanges des 4 derniers orteils.
FONCTIONS. Fléchit les 4 derniers orteils.

(*g.*) ATTACHES. 1° A la partie supérieure de la face postérieure du tibia, à la face postérieure et à la partie postérieure de la face interne du péroné, à la partie postérieure du ligament interosseux.
2° Au tubercule du scaphoïde et au premier cunéiforme.
FONCTIONS. Étend le pied sur la jambe et le porte en dedans.

(*h.*) ATTACHES. 1° Aux deux tiers inférieurs de la face postérieure du péroné, à la partie inférieure du ligament interosseux.
2° A la dernière phalange du gros orteil.
FONCTIONS. Fléchisseur du gros orteil.

(*i.*) ATTACHES. 1° Au calcanéum, au ligament annulaire, à l'aponévrose plantaire.
2° A la partie interne de la première phalange du gros orteil.
FONCTIONS. Adducteur.

Pl. 47.

MEMBRE INFÉRIEUR.

Face externe.

Fig. 1

A Crête iliaque.
B. Grand trochanter.
C. Rotule.
D. Tubérosité externe du tibia.
1'. Muscle tenseur de l'aponévrose fascia lata. (*a*.)
1. Large bandelette de cette aponévrose.
2. Moyen fessier. (*b*.)
3. Grand fessier. (V. pl. 15.)
4. Couturier. (V. pl. 16.)
5. Droit antérieur. (V. pl. 13.)
6. Triceps. (V. pl. 14.)
7. Biceps. (V. pl. 15.)

B. Tête du péroné.
C. Malléole externe.
1. Muscle jambier antérieur. (V, pl. 13.)
2. Jumeaux. (V. pl. 15.)
3', 3. Soléaire et tendon d'Achille. (V. pl. 15.)
4. Long péronier latéral. (*c*.)
5. Court péronier latéral. (*d*.)
6. 6'. Long extenseur commun des orteils et ses tendons. (V. pl 13.)
7. Péronier antérieur. (*e*.)
8. Pédieux. (*f*.)
9. Adducteur du petit orteil. (*g*.)
10. Ligament annulaire du tarse.

Fig. 2.

A. Tubérosité externe du tibia.

ATTACHES ET FONCTIONS.

(*a*.) ATTACHES. 1° A la partie supérieure de la lèvre externe de la crête iliaque et à l'épine iliaque antérieure et supérieure.
2° A l'aponévrose fascia lata qui s'insère au-dessous du jambier antérieur, à la partie externe de la tubérosité antérieure du tibia.
FONCTIONS. Tend l'aponévrose.

(*b*.) ATTACHES. 1° Aux trois quarts antérieurs de la face externe de l'os des îles, depuis la crête iliaque jusqu'à la ligne courbe inférieure, ou fascia lata.
2° Au bord supérieur du grand trochanter.
FONCTIONS. Porte la cuisse en dehors et en arrière et tourne le pied en dehors ; tend l'aponévrose fascia lata.

(*c*.) ATTACHES. 1° A la tubérosité externe du tibia, à la face externe de la tête du péroné, aux bords antérieur et postérieur et à la face externe de cet os.
2° A l'extrémité postérieure du premier métatarsien.
FONCTIONS. Extenseur du pied qu'il tourne en dehors.

(*d*.) ATTACHES 1° Aux bords antérieur et postérieur du péroné, à la partie inférieure de la face externe de cet os et à des aponévroses.
2° A l'extrémité postérieure du cinquième métatarsien.
FONCTIONS. Tourne en dehors le pied qu'il contribue à étendre sur la jambe.

(*e*.) ATTACHES. 1° A la partie inférieure de la face interne du péroné, au ligament interosseux et à des aponévroses.
2° A l'extrémité postérieure du cinquième métatarsien.
FONCTIONS. Fléchit le pied et, comme les précédents, le tire en dehors.

(*f*.) ATTACHES. 1° A la face postérieure du calcanéum.
2° Aux 4 premiers orteils.
FONCTIONS. Extenseur des 4 premiers orteils.

(*g*.) ATTACHES. 1° Au calcanéum et à l'extrémité postérieure du cinquième métatarsien.
2° A l'extrémité postérieure de la première phalange du petit orteil.
FONCTIONS. Tire le petit orteil en dehors.

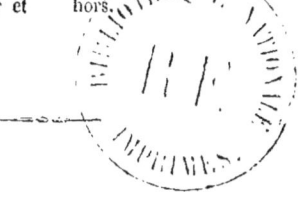

TABLE DES MATIÈRES

	Pages
Anatomie artistique élémentaire.	1
Idée générale de l'organisation.	6
Système des proportions de Jean Cousin.	12
Squelette (*face antérieure*).	Pl. 1
Squelette (*face postérieure*).	Pl. 2
Squelette (*face latérale*).	Pl. 3
Articulations de l'épaule, de la mâchoire, des vertèbres et du membre supérieur.	Pl. 4
Articulations du bassin et du membre inférieur.	Pl. 5
Tête (*face et profil*).	Pl. 6
Tronc (*face antérieure*).	Pl. 7
Tronc (*face postérieure*).	Pl. 8
Tronc (*face latérale*).	Pl. 9
Membre supérieur (*face antérieure*).	Pl. 10
Membre supérieur (*face postérieure*).	Pl. 11
Membre supérieur (*faces latérales*).	Pl. 12
Membre inférieur (*face interne*).	Pl. 13
Membre inférieur (*couche profonde de la cuisse, faces supérieure et inférieure du pied*).	Pl. 14
Membre inférieur (*face postérieure*).	Pl. 15
Membre inférieur (*face antérieure*).	Pl. 16
Membre inférieur (*face externe*).	Pl. 17

LIBRAIRIE J.-B. BAILLIÈRE et FILS

19, rue Hautefeuille, près le boulevard Saint-Germain, à Paris.

LE CORPS HUMAIN

STRUCTURE ET FONCTIONS

Formes extérieures, Régions anatomiques, Situation, Rapports et Usages des Appareils et Organes qui concourent au mécanisme de la vie

DÉMONTRÉS A L'AIDE DE PLANCHES COLORIÉES, DÉCOUPÉES ET SUPERPOSÉES

DESSINS D'APRÈS NATURE

Par Édouard CUYER

Lauréat de l'École des Beaux-Arts.

TEXTE

PAR G. A. RUHFF

Docteur en médecine, préparateur au laboratoire d'Anthropologie de l'École des Hautes Études.

1 vol. grand in-8 de 500 pages de texte, avec Atlas de 27 *planches* coloriées.

Ouvrage complet, cartonné en deux volumes. — 75 fr.

[Pl.] I. Du corps humain en général.
II. Tronc et cavité thoracique (face antérieure).
III. Tronc (face postérieure).
IV. Tronc (face latérale).
V. Cavité abdominale.
VI. Tête.
    Fig. 1. — *Face antérieure.*
    Fig. 2. — *Face postérieure.*
VII. Tête.
    Fig. 1. — *Face latérale.*
    Fig. 2. — *Base du crâne.*
VIII. Cou (face antéro-externe).
IX. Membre thoracique.
    Fig. 1. *Bras.*
    Fig. 2. *Avant-bras.*
X. Membre thoracique (face postérieure).
    Fig. 1. — *Bras.*
    Fig. 2. — *Avant-bras.*
XI. Membre thoracique (face interne).
    Fig. 1. — *Bras.*
    Fig. 2. *Avant-Bras.*
XII. Membre thoracique (face externe).
    Fig. 1. — *Bras.*
    Fig. 2. — *Avant-Bras.*
XIII. Main.
    Fig. 1. — *Os du carpe (face antérieure).*
    Fig. 2. — *Os du carpe (face postérieure).*
    Fig. 3. — *Main (face palmaire).*
    Fig. 4. — *Main (face dorsale).*
XIV. Membre abdominal (face antérieure).
    Fig. 1. — *Cuisse.*
    Fig. 2. — *Jambe.*
XV. Membre abdominal (face postérieure).
    Fig. 1. — *Cuisse.*
    Fig. 2. — *Jambe.*

Pl. XVI. Membre abdominal (face interne).
    Fig. 1. — *Cuisse.*
    Fig. 2. — *Jambe.*
XVII. Membre abdominal (face externe).
    Fig. 1. — *Cuisse.*
    Fig. 2. — *Jambe.*
XVIII. Pied.
    Fig. 1. — *Os du tarse (face supérieure).*
    Fig. 2. — *Os du tarse (face inférieure).*
    Fig. 3. — *Pied (face dorsale).*
    Fig. 4. — *Pied (face plantaire).*
XIX. Ensemble des vaisseaux et des nerfs.
XX. Encéphale (face supérieure).
XXI. Encéphale.
    Fig. 1. — *Face latérale.*
    Fig. 2. — *Cervelet.*
XXII. Appareil visuel (face latérale).
XXIII. Appareil visuel ; paupières et voies lacrymales.
XXIV. Appareil auditif.
    Fig. 1. — *Oreille externe et oreille moyenne vus par la face externe.*
    Fig. 2. — *Oreille externe, oreille moyenne et oreille interne vues par la face antérieure.*
    Fig. 3. — *Chaîne des osselets vue par sa face antérieure.*
    Fig. 4. — *Chaîne des osselets vue par sa face externe.*
    Fig. 5. — *Coupe du limaçon.*
XXV. Appareils de l'olfaction, du goût et de la voix.
XXVI. Les organes génitaux de l'homme.
XXVII. Les organes génitaux de la femme.

— Le même ouvrage avec 25 planches (sans les *Organes génitaux*) 2 volumes grand in-8, cart. .... 70 fr.

— Séparément, les *Organes génitaux de l'homme et de la femme* grand in-8, 40 pages de texte avec 2 planches coloriées. .... 7 fr. 50

ENVOI FRANCO CONTRE UN MANDAT SUR LA POSTE.

LEÇONS
DE PHYSIOLOGIE OPÉRATOIRE

PAR CLAUDE BERNARD
Membre de l'Institut de France (Académie des sciences),
Professeur de physiologie au Collège et au Muséum d'histoire naturelle.

Paris, 1879, in-8 de 640 pages, avec 116 figures. — 8 fr.

LEÇONS SUR LES PHÉNOMÈNES DE LA VIE
COMMUNS AUX ANIMAUX ET AUX VÉGÉTAUX

COURS DU MUSÉUM D'HISTOIRE NATURELLE

PAR CLAUDE BERNARD

Paris, 1878-79, 2 vol. in-8, avec fig. interc. dans le texte et 4 pl. gravées

Séparément :

Tome II. Paris, 1879, 1 vol. in-8, de 550 pages, avec 3 pl. et fig. — 7 fr.

LA SCIENCE EXPÉRIMENTALE

PAR CLAUDE BERNARD

Progrès des sciences physiologiques. — Problèmes de la physiologie générale.
La vie, les théories anciennes à la science moderne
La chaleur animale. — La sensibilité. — Le curare. — Le cœur. — Le cerveau.
Discours de réception à l'Académie française.
Discours d'ouverture de la séance publique annuelle des cinq Académies.

Deuxième édition.

Paris, 1878, 1 vol. in-18 jésus, de 449 pages avec 24 figures. — 4 fr.

BERNARD (Claude). **Leçons de physiologie expérimentale** appliquée à la médecine, faites au Collège de France. Paris, 1855-1856, 2 vol. in-8, avec 100 fig. ... 14 fr.
— **Leçons sur les effets des substances toxiques et médicamenteuses.** Paris, 1857, 1 vol. in-8, avec 32 figures................................ 7 fr.
— **Leçons sur la physiologie et la pathologie du système nerveux.** Paris, 1858, 2 vol. in-8, avec 79 figures................................ 14 fr.
— **Leçons sur les propriétés physiologiques** et les altérations pathologiques des liquides de l'organisme. Paris, 1859, 2 vol. in-8, avec fig.............. 14 fr.
— **Introduction à l'étude de la médecine expérimentale.** Paris, 1865. in-8 de 400 pages, avec figures................................ 7 fr.
— **Leçons de pathologie expérimentale.** Paris, 1871, 1 vol. in-8 de 604 p. 7 fr.
— **Leçons sur les anesthésiques et sur l'asphyxie.** Paris, 1874, 1 vol. in-8 de 520 pages, avec figures................................ 7 fr.

ENVOI FRANCO CONTRE UN MANDAT SUR LA POSTE.

...RD (Claude) **Leçons sur la chaleur animale**, sur les effets de la chaleur ..., 1876, 1 vol. in-8 de 471 pages, avec figures.................... 7 fr.
...çons sur le diabète et la glycogenèse animale. Paris, 1877, 1 vol. in-8 176 pages... 7 fr.
... **Magendie**. Paris, 1856, in-8, 37 pages......................... 1 fr.
...écis iconographique de médecine opératoire et d'anatomie chirurgicale. *Nouveau tirage.* Paris, 1873, 1 vol. in-18 jésus, 495 pages, avec 113 planches figures noires. Cartonné.................................... 24 fr.
...même, figures coloriées. Cartonné............................... 48 fr.

...AITÉ D'ANATOMIE COMPARÉE DES ANIMAUX DOMESTIQUES

PAR A. CHAUVEAU
Directeur de l'École vétérinaire de Lyon.

Troisième édition, revue et augmentée,

avec la collaboration de S. ARLOING, professeur à l'École vétérinaire de Lyon.

Paris, 1879, 1 vol. gr. in-8, avec 400 fig. intercalées dans le texte,
noires et coloriées. — 24 fr.

...ITÉ DE PHYSIOLOGIE COMPARÉE DES ANIMAUX

CONSIDÉRÉE DANS SES RAPPORTS AVEC LES SCIENCES NATURELLES
LA MÉDECINE, LA ZOOTECHNIE ET L'ÉCONOMIE RURALE

PAR G. COLIN
Professeur à l'École vétérinaire d'Alfort, membre de l'Académie de médecine.

DEUXIÈME ÉDITION.

Paris, 1871-1873, 2 vol. in-8, avec 206 figures. — 26 fr.

MÉCANISME DE LA PHYSIONOMIE HUMAINE

OU ANALYSE ÉLECTRO-PHYSIOLOGIQUE

DE L'EXPRESSION DES PASSIONS

Par le docteur G.-B. DUCHENNE (de Boulogne)

Deuxième édition.

Paris, 1876, 1 vol. gr. in-8 de XII-264 pages, avec 9 planches photographiées
représentant 144 figures et un frontispice. — 20 fr.

...e même, édition de luxe. 2ᵉ *édition*. Paris, 1876, 1 vol. gr. in-8 de XII-264 pages, avec atlas composé de 82 planches photographiées et de 9 planches représentant ...4 figures et un frontispice. Ensemble, 2 vol. in-8, cartonnés.......... 66 fr.
...e même, grande édition in-folio, dont il ne reste que peu d'exemplaires, formant ... pages de texte in-folio à 2 colonnes, et 82 planches tirées d'après les clichés ...imitifs, dont 74 sur plaques normales, représentant l'ensemble des expériences ...ectro-physiologiques.. 200 fr.

ENVOI FRANCO CONTRE UN MANDAT SUR LA POSTE.

NOUVEAUX ÉLÉMENTS
D'ANATOMIE DESCRIPTIVE ET D'EMBRYOLOG

PAR

H. BEAUNIS

Professeur de physiologie à la Faculté de médecine de Nancy

ET

A. BOUCHARD

Professeur d'anatomie à la Faculté de médecine de Bordeaux

Troisième édition, revue et augmentée.

Paris, 1880, 1 vol. in-8 de 1150 pages, avec 440 fig. noires et coloriées. Cartonné.

Trois éditions de cet ouvrage en peu d'années témoignent qu'il répond au besoin élèves qui veulent se livrer aux dissections et aux médecins en leur rappelant leurs mières études.

PRÉCIS
D'ANATOMIE DESCRIPTIVE ET DE DISSECTION

PAR H. BEAUNIS ET A. BOUCHARD

1 vol. in-18, 450 pages.................. 4 fr. 50

NOUVEAUX ÉLÉMENTS DE PHYSIOLOGIE HUMAINE

COMPRENANT

LES PRINCIPES DE PHYSIOLOGIE GÉNÉRALE
ET DE LA PHYSIOLOGIE COMPARÉE

PAR H. BEAUNIS

Professeur de physiologie à la Faculté de médecine de Nancy

Deuxième édition, corrigée et augmentée.

Paris, 1880, 1 vol, in-8 de 1200 pages, avec 300 figures. Cartonné. 20 fr.

TRAITÉ ÉLÉMENTAIRE D'HISTOLOGIE HUMAINE
NORMALE ET PATHOLOGIQUE

PRÉCÉDÉ

d'un Exposé des moyens d'observer au Microscope

PAR C. MOREL

Professeur à la Faculté de médecine de Nancy

Troisième édition, revue et augmentée.

Paris, 1879, 1 vol. in-8 de 300 pages, avec atlas de 36 planches dessinées et gra
d'après nature.......... 16 fr.

ENVOI FRANCO CONTRE UN MANDAT SUR LA POSTE.

8527-79 — CORBEIL. — Typ. et stér. CRÉTÉ

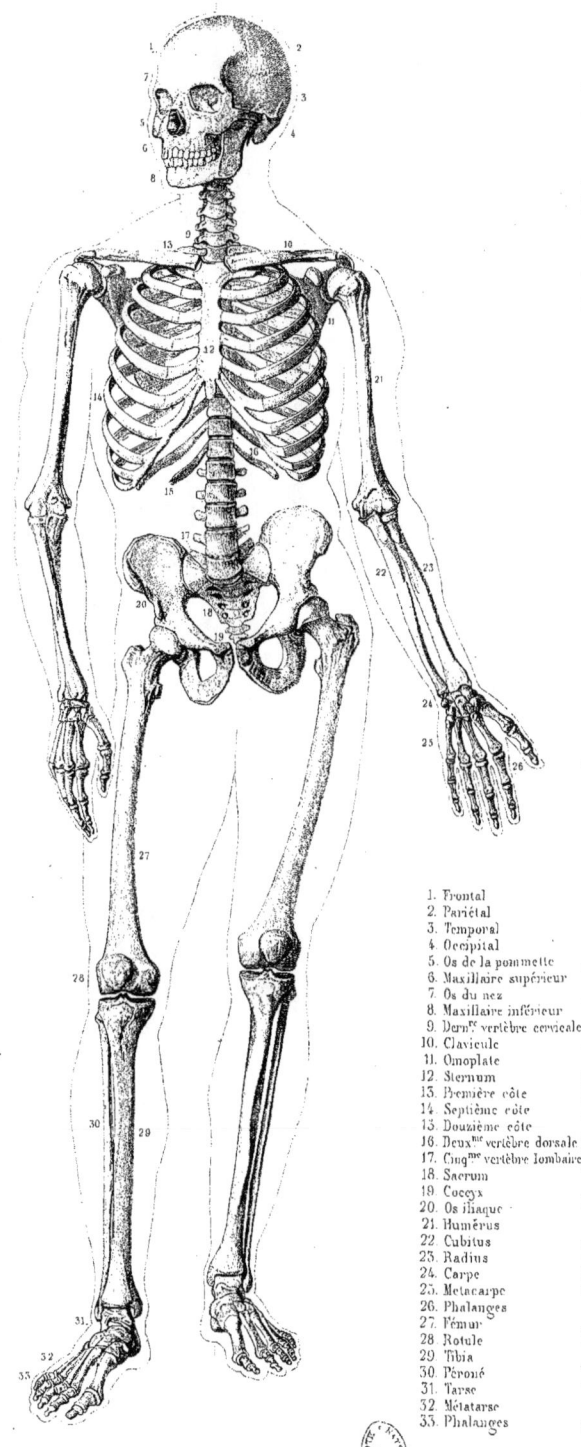

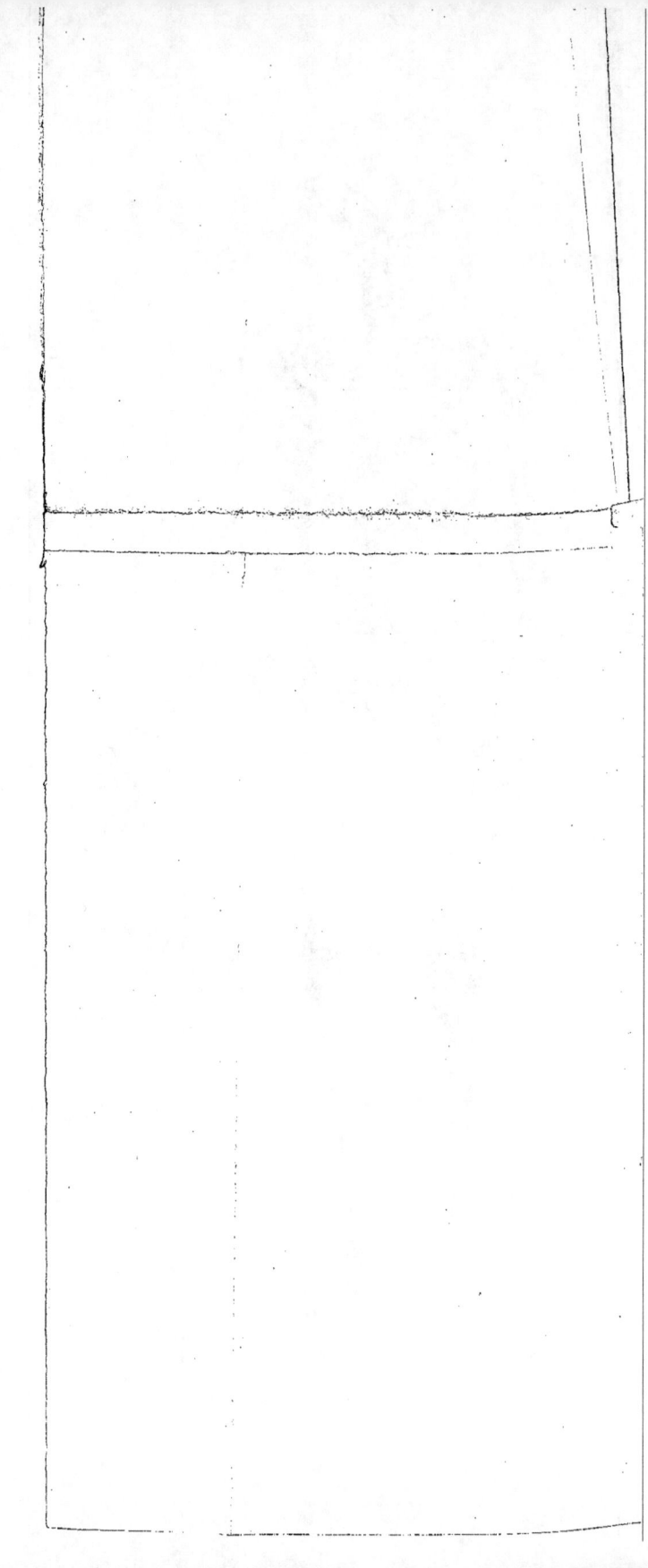

D'AN...

Paris, 188(
Trois éd...
élèves qui...
mières étu...

D'A...

NOU...

Pa...

TR...

Paris, 18

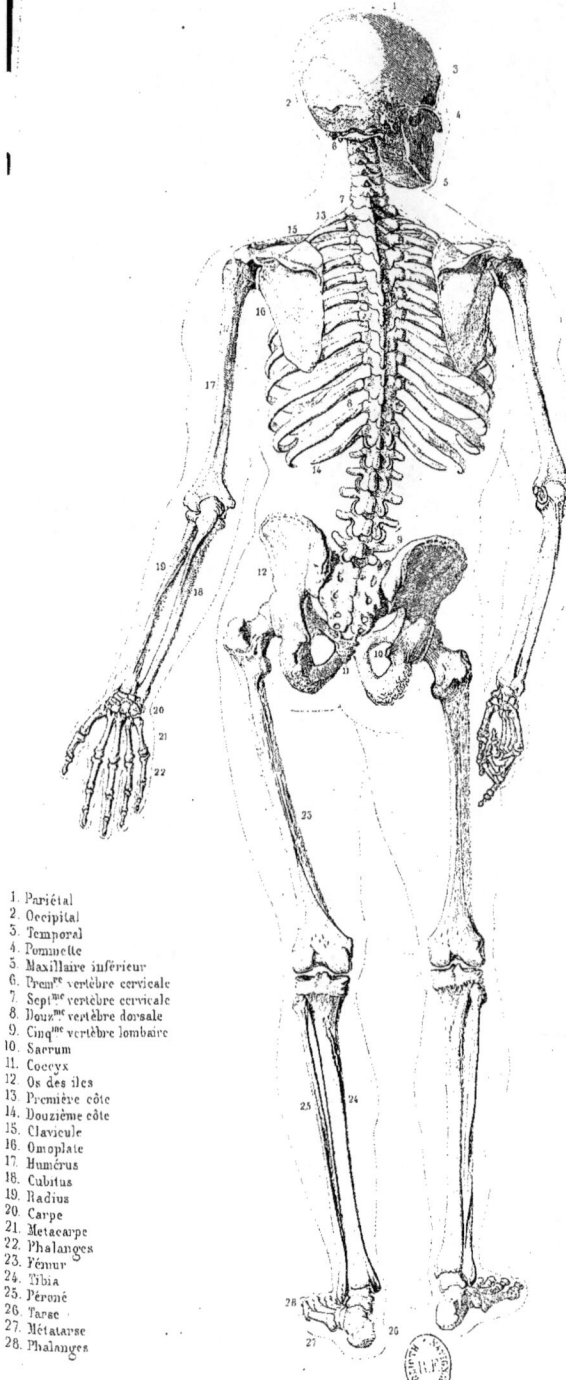

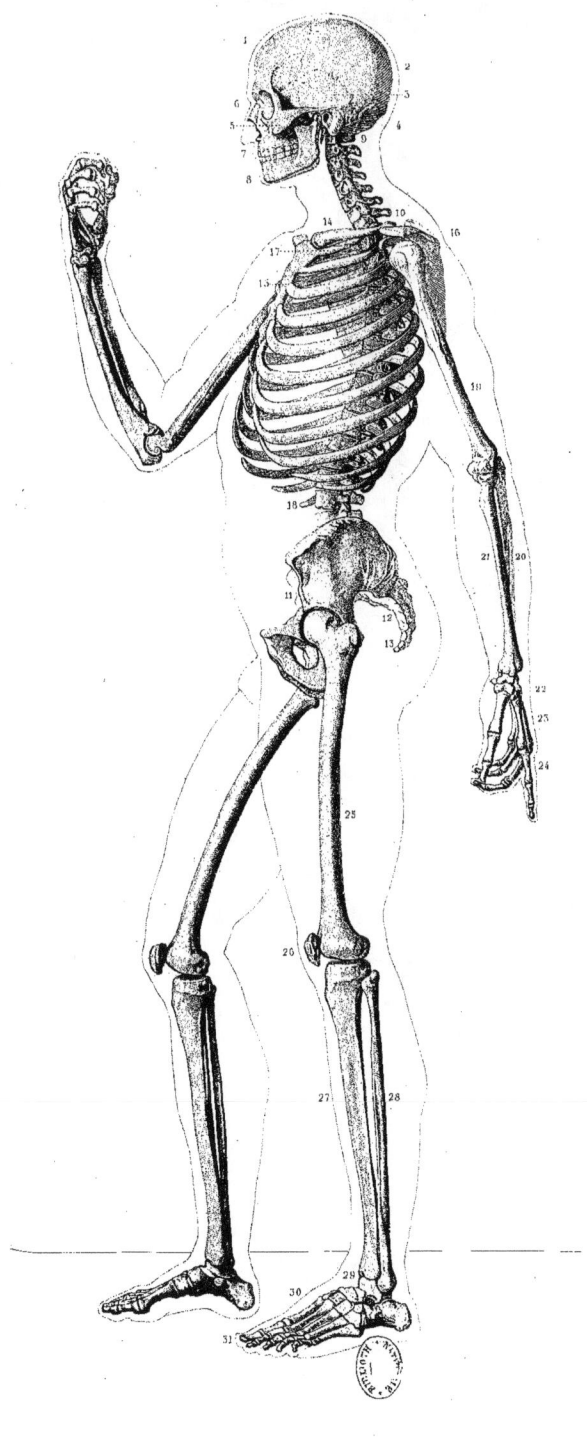

Pl. 4.

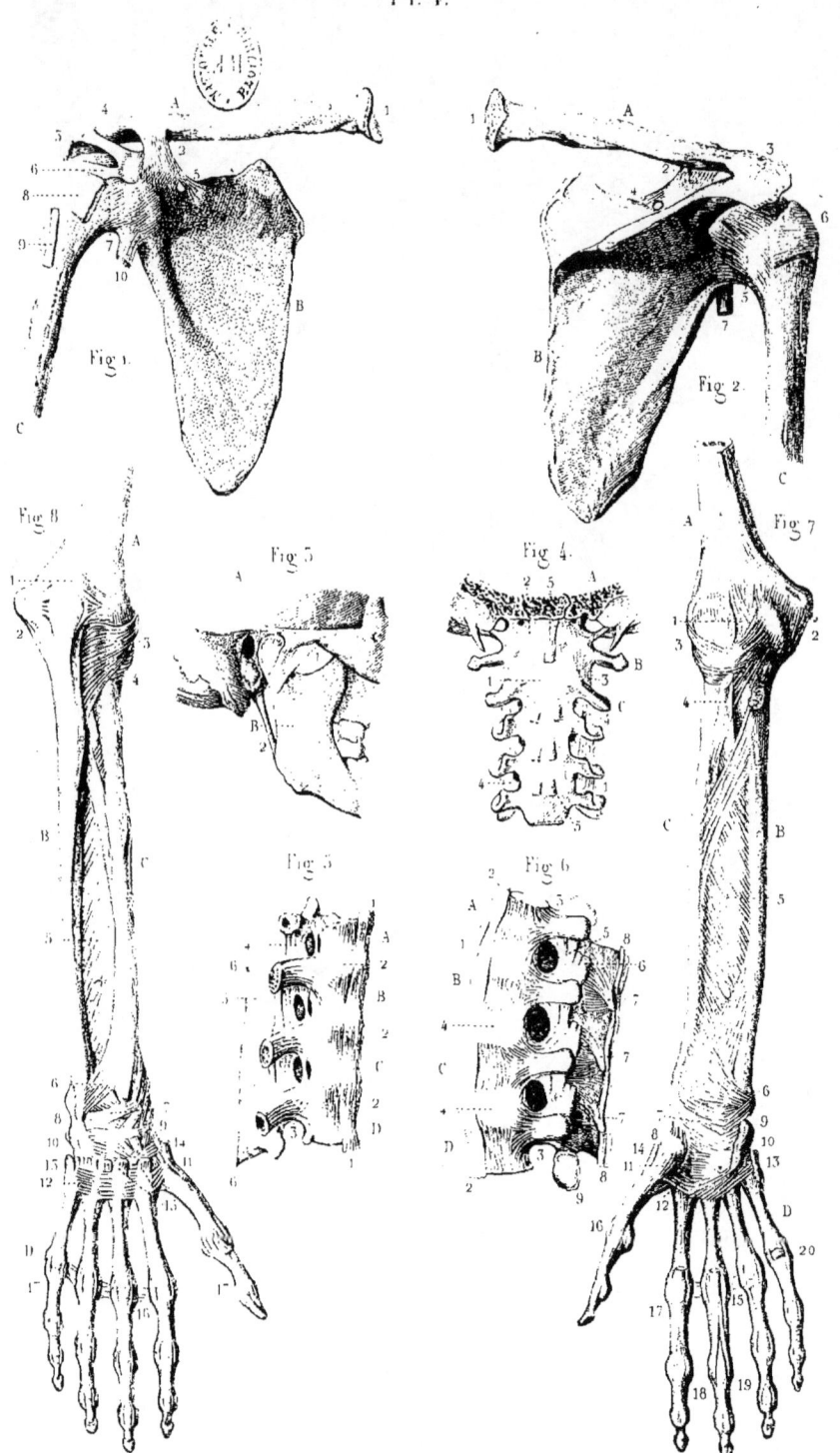

J. B. Baillière et Fils Éditeurs à Paris

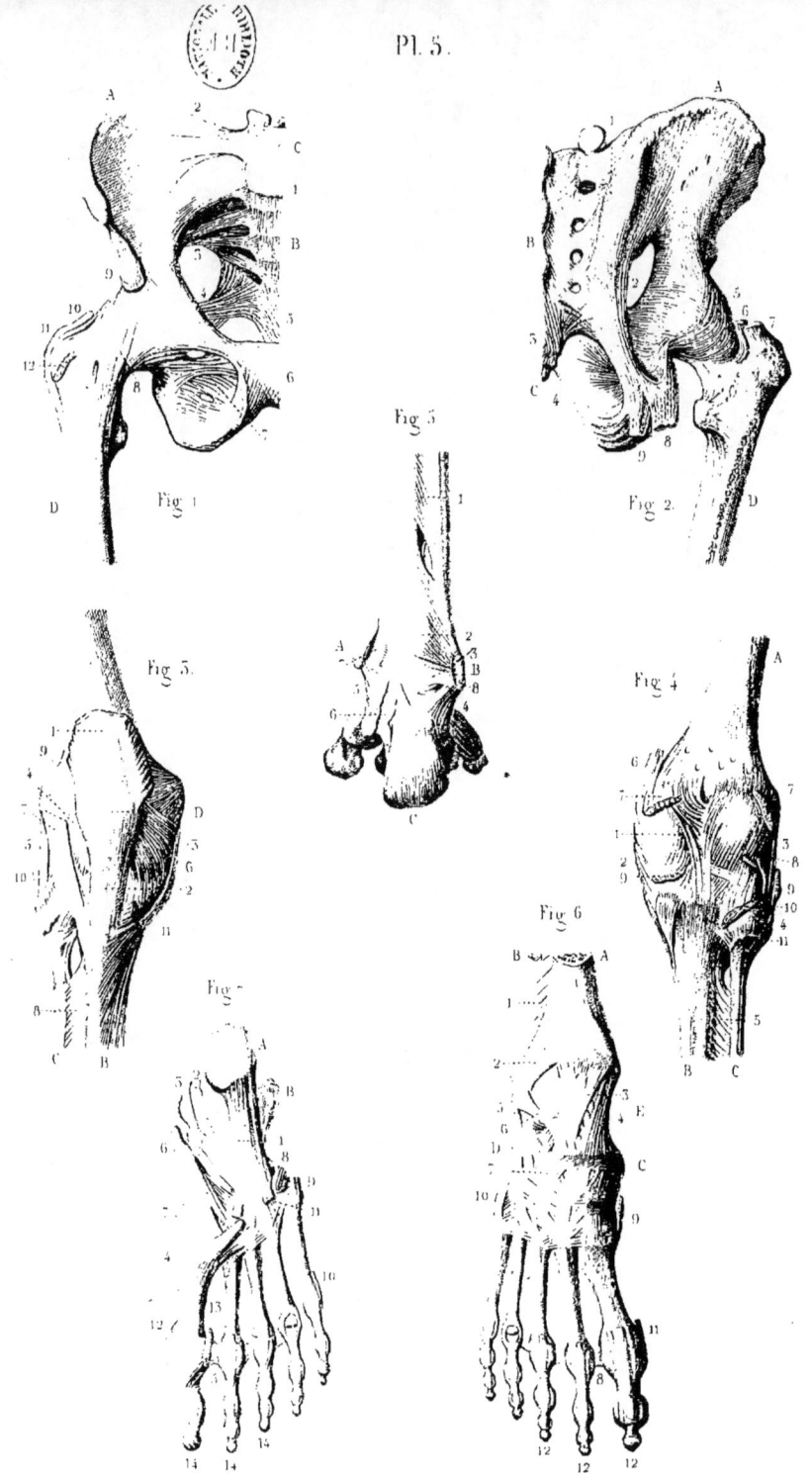

2

Pl. 6.

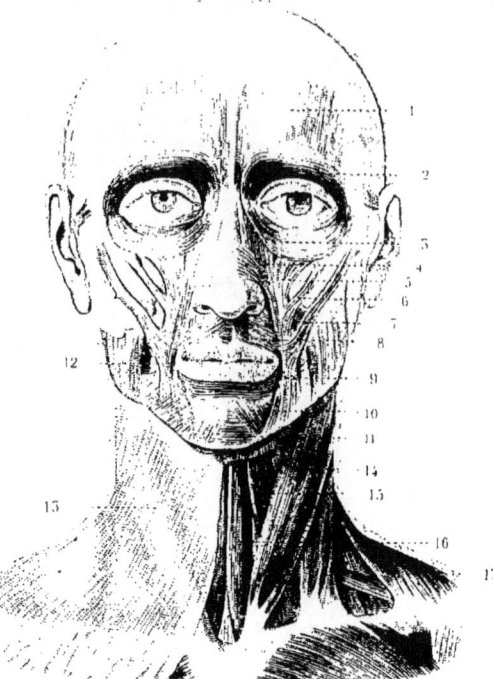

Fig 1

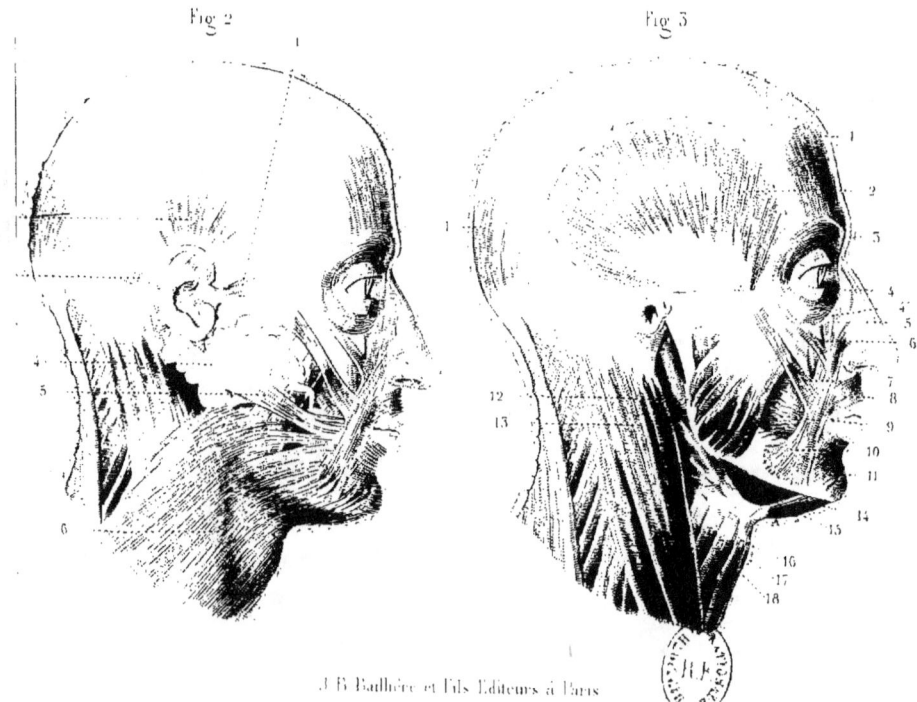

Fig 2   Fig 3

J. B. Baillière et Fils Éditeurs à Paris

Pl. 7.

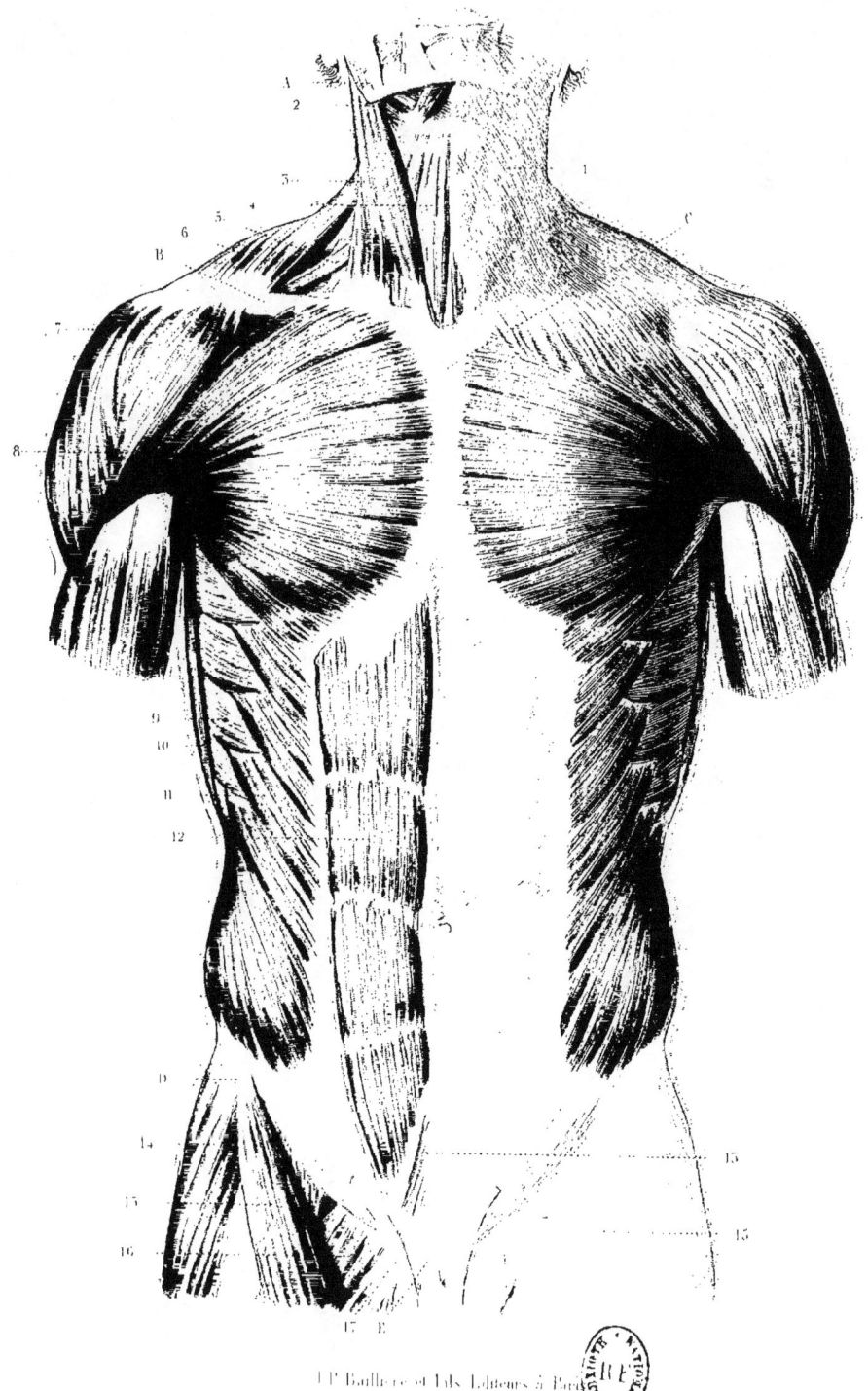

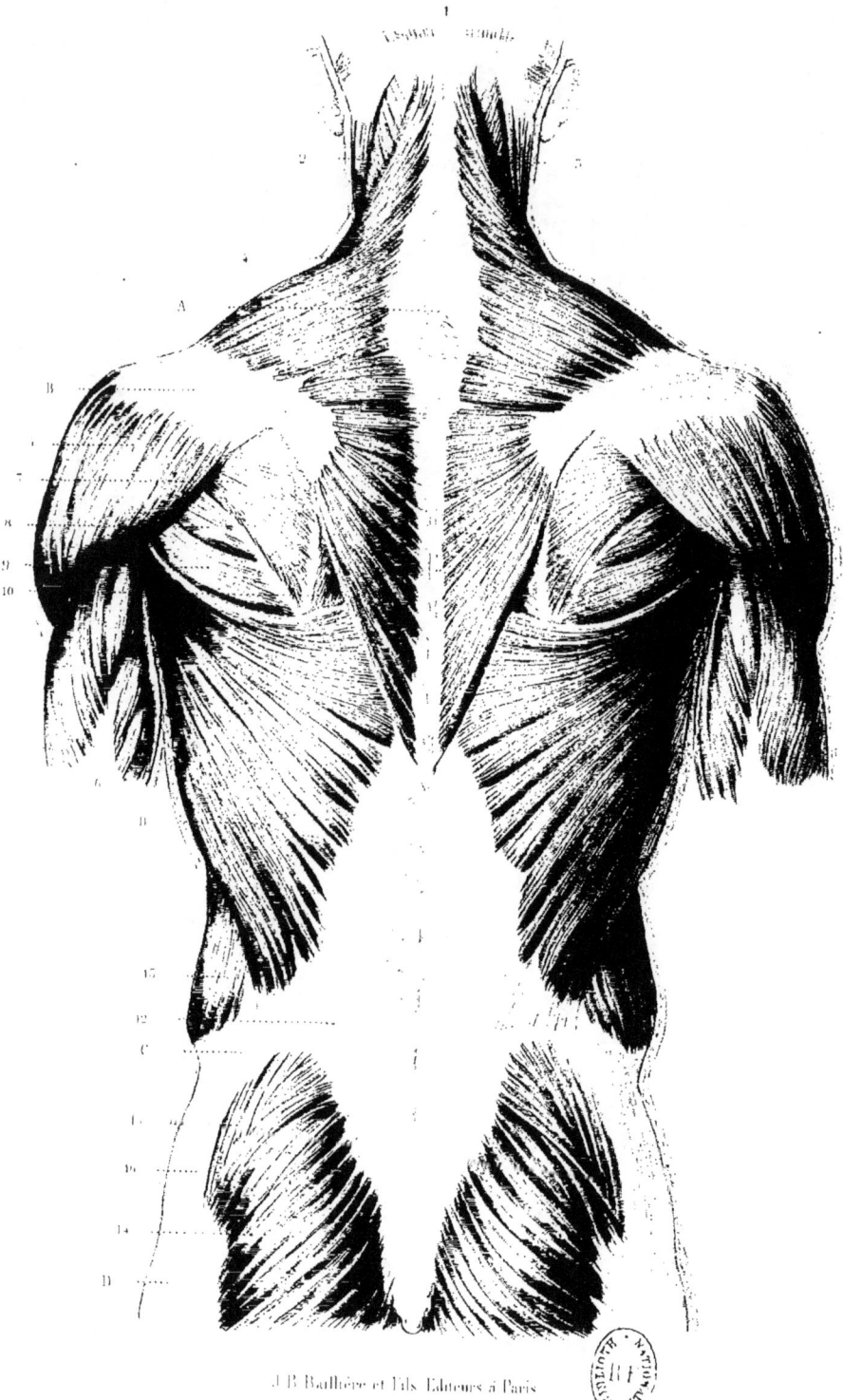

Pl. 9.

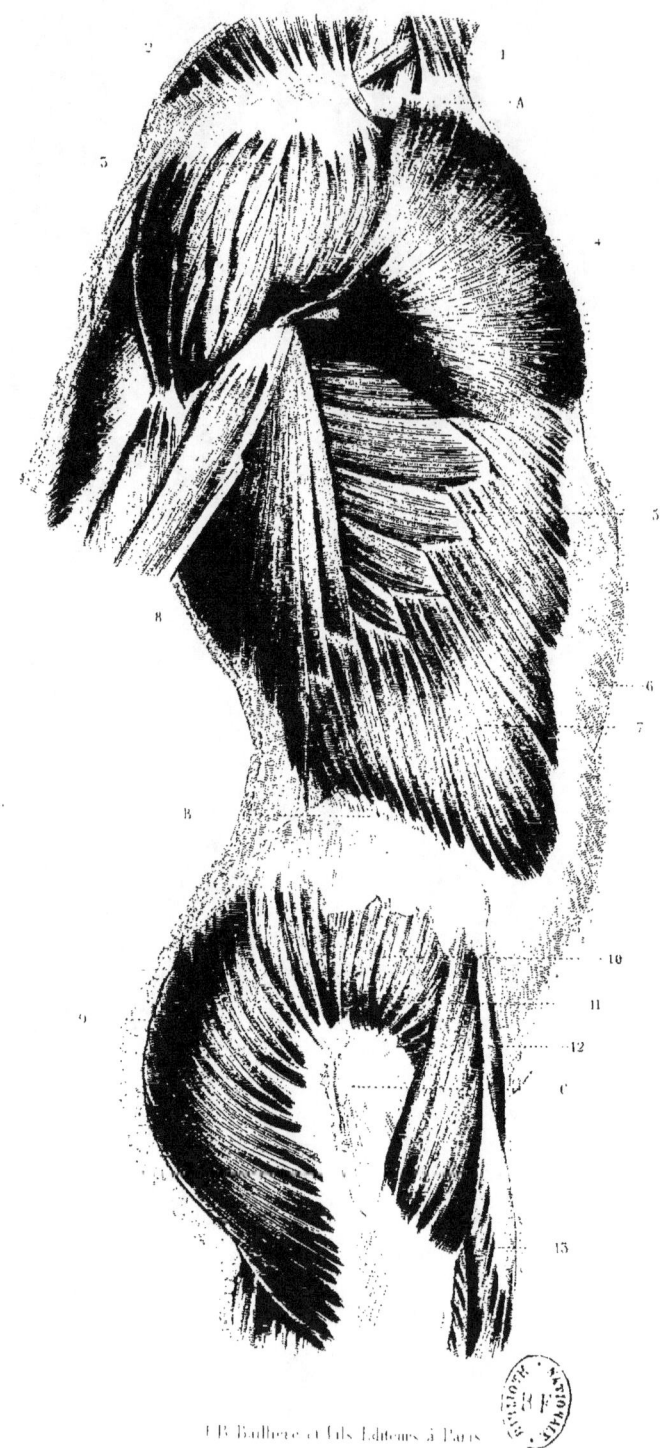

J.B. Baillière et fils Éditeurs à Paris

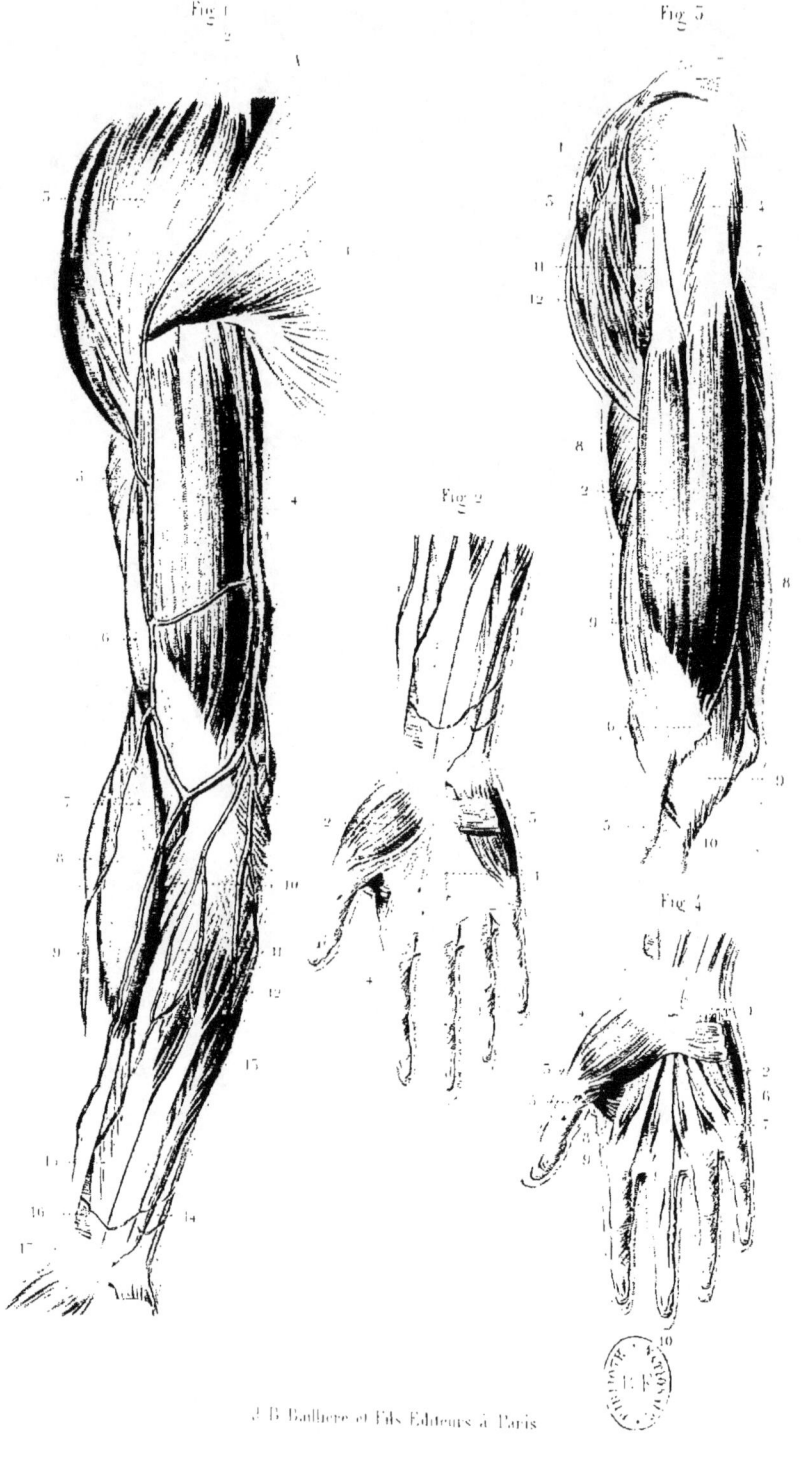

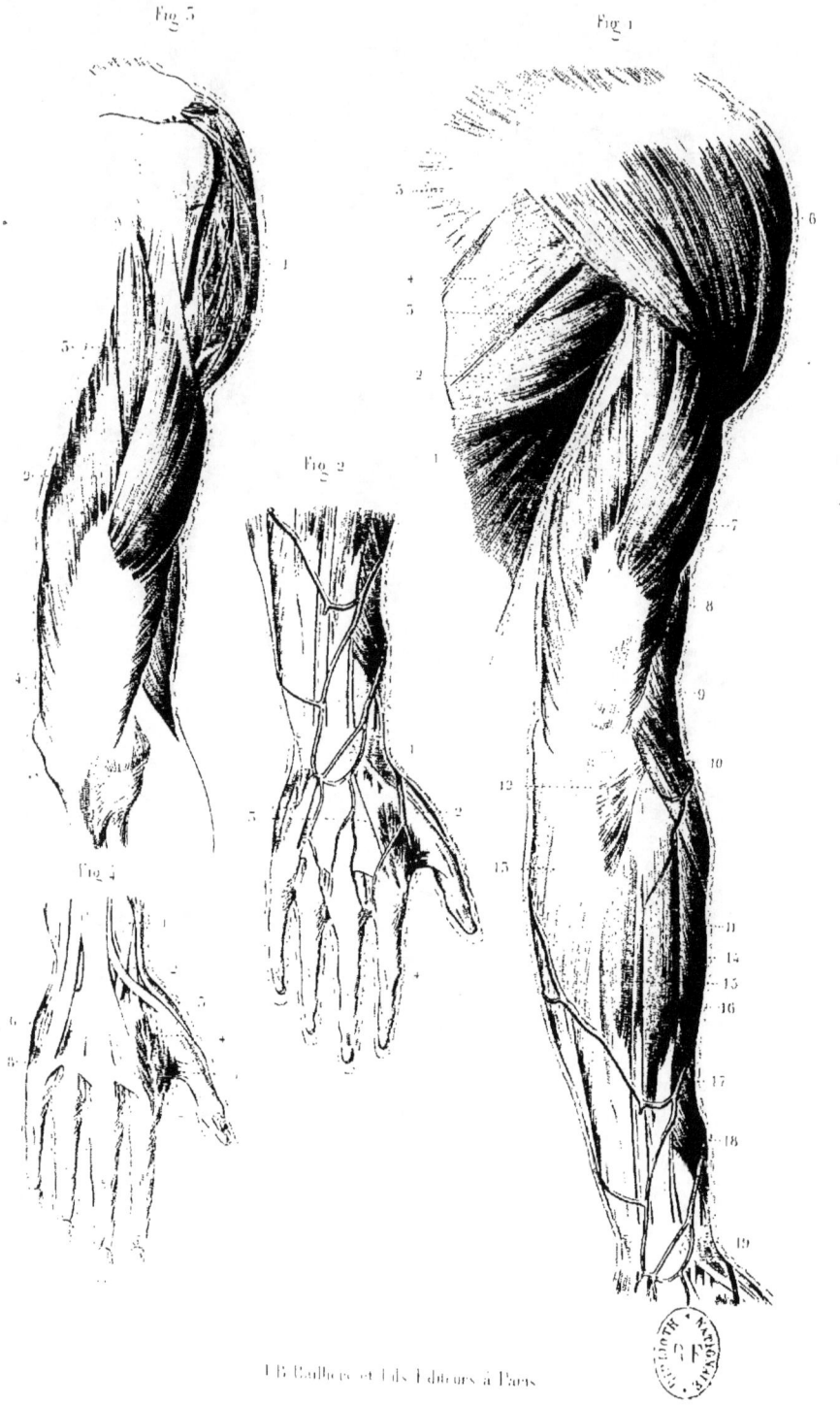

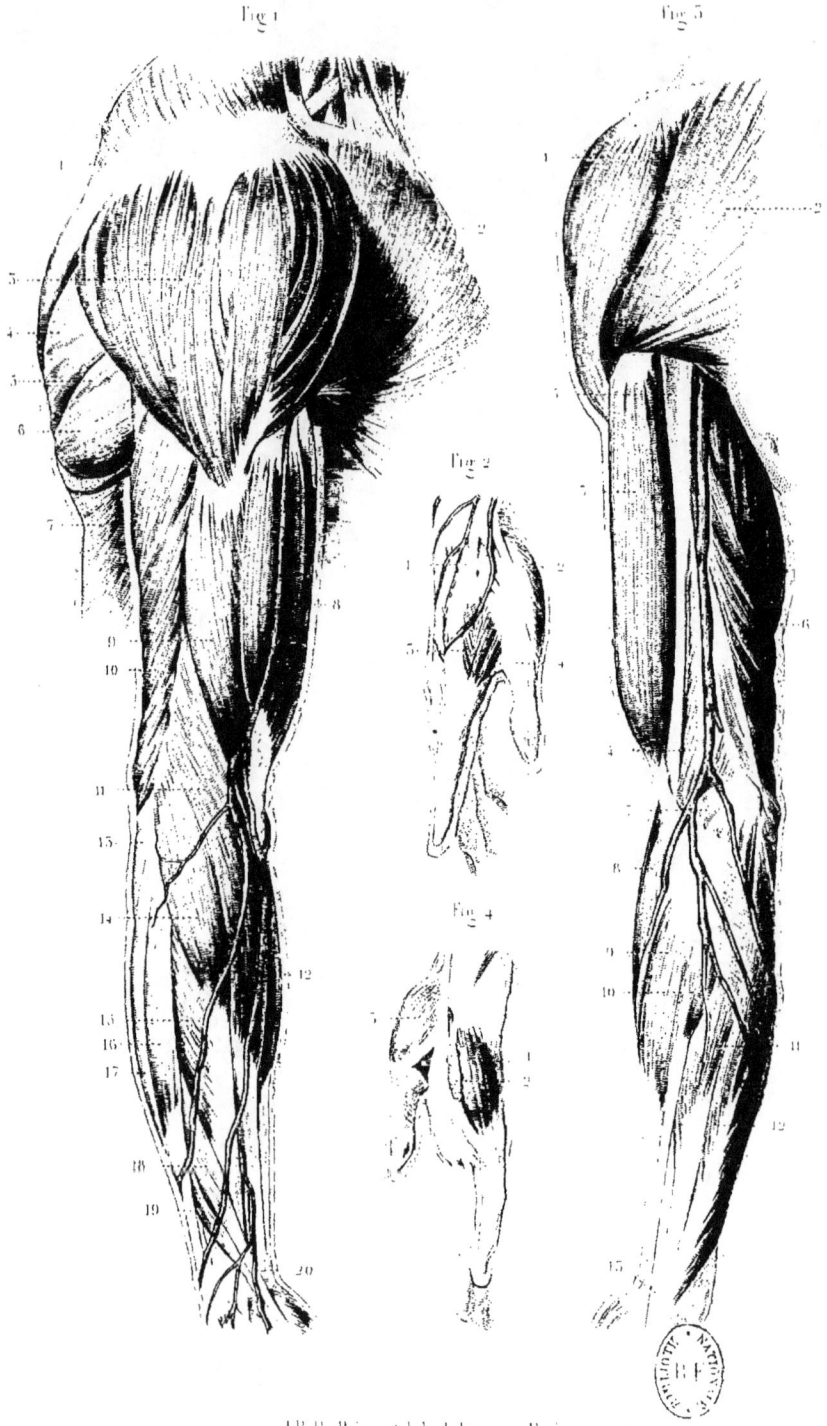

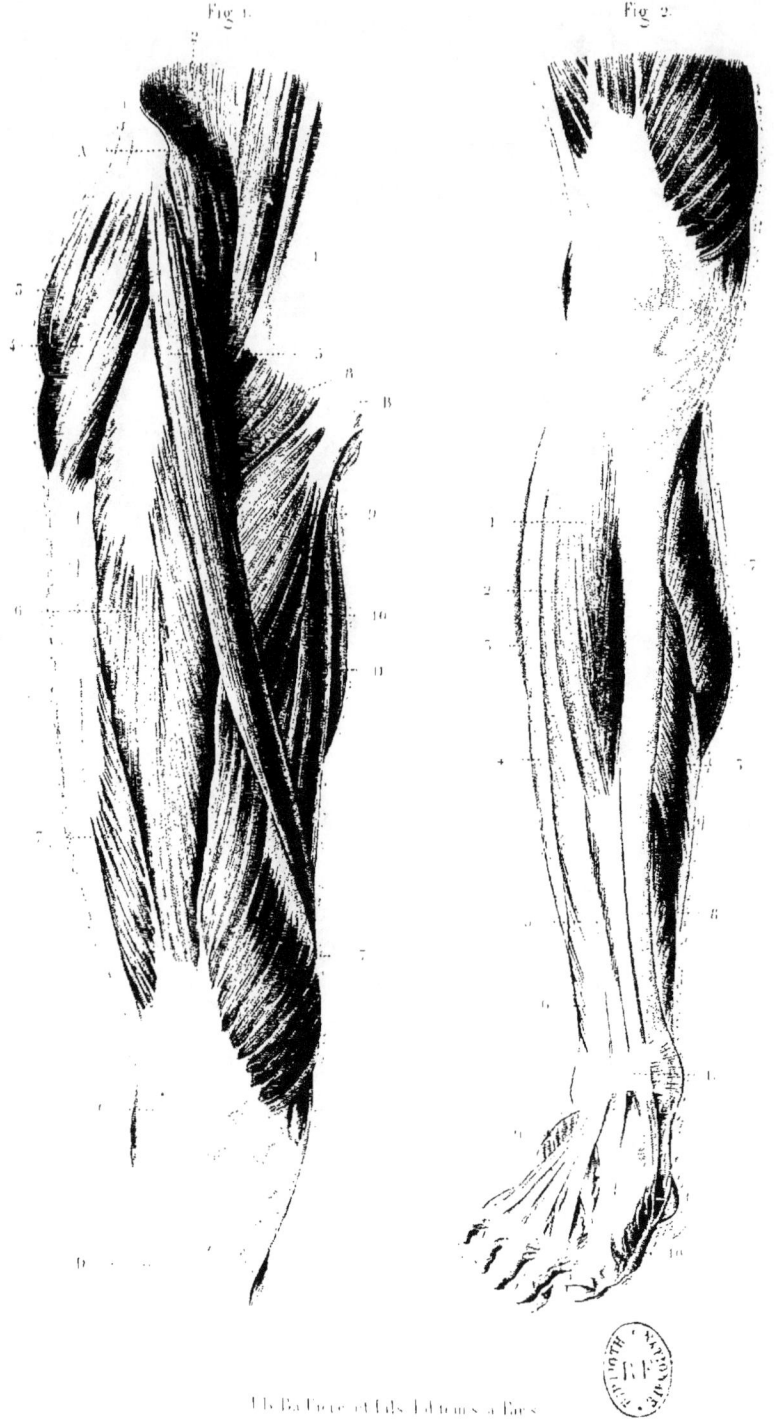

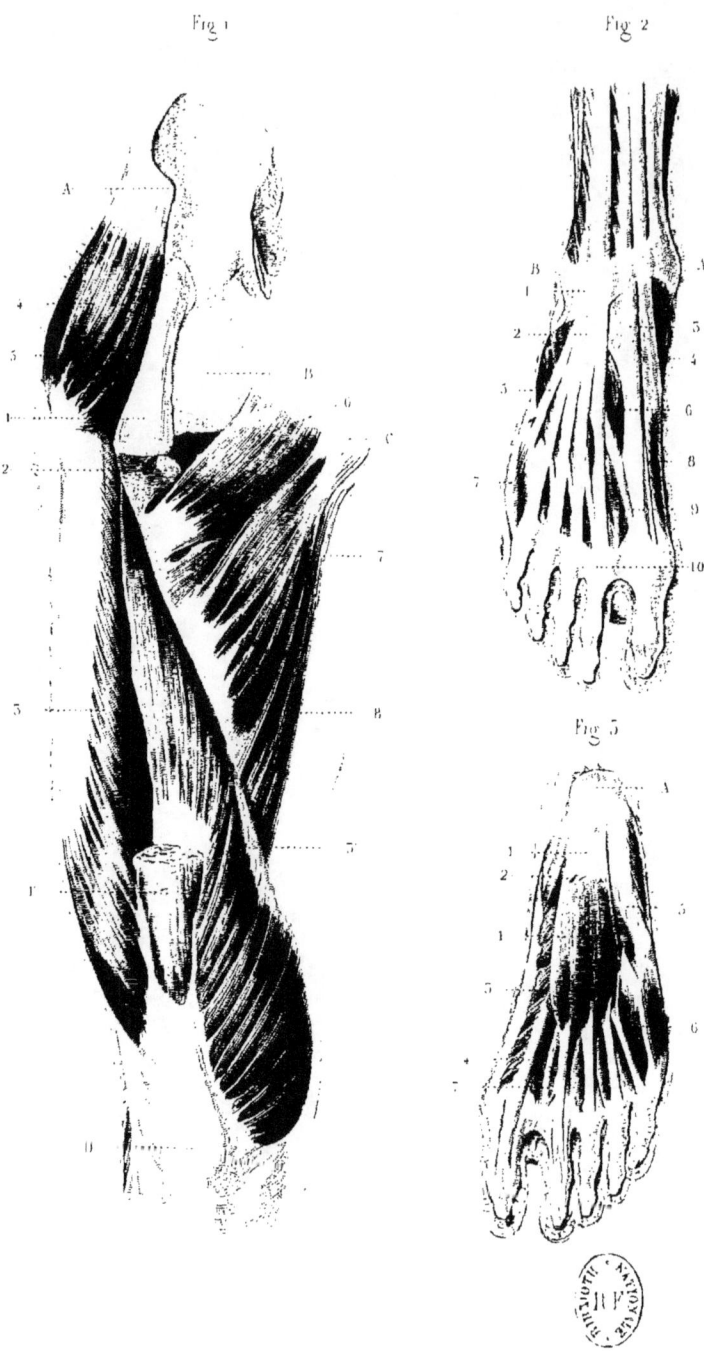

J.B. Baillière et Fils, Éditeurs à Paris

Pl 15.

Fig 1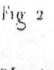

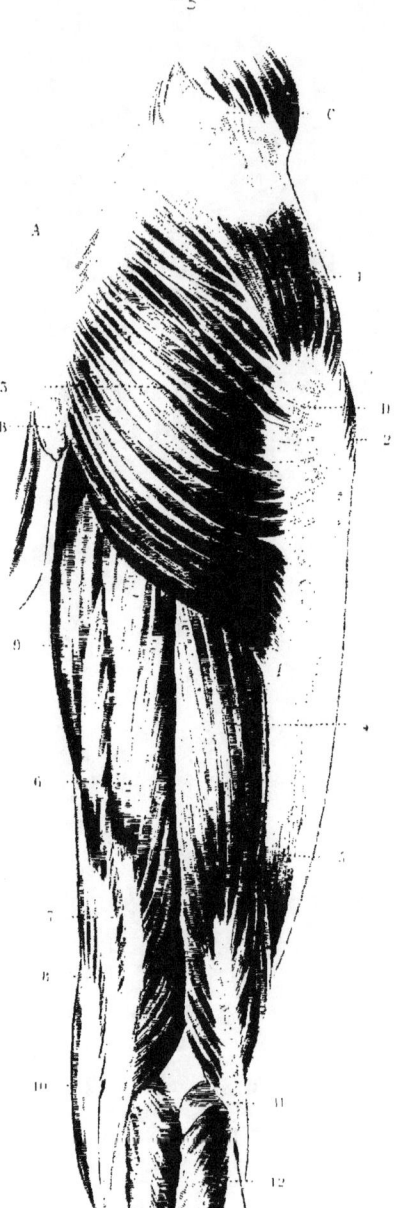

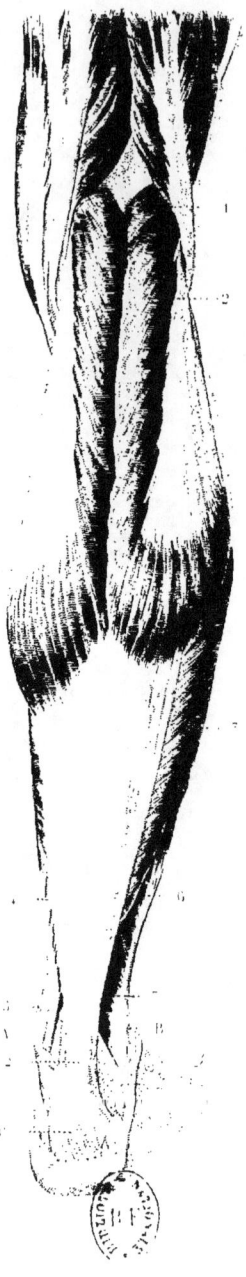

J.B. Baillière et Fils, Éditeurs à Paris

PL. 16.

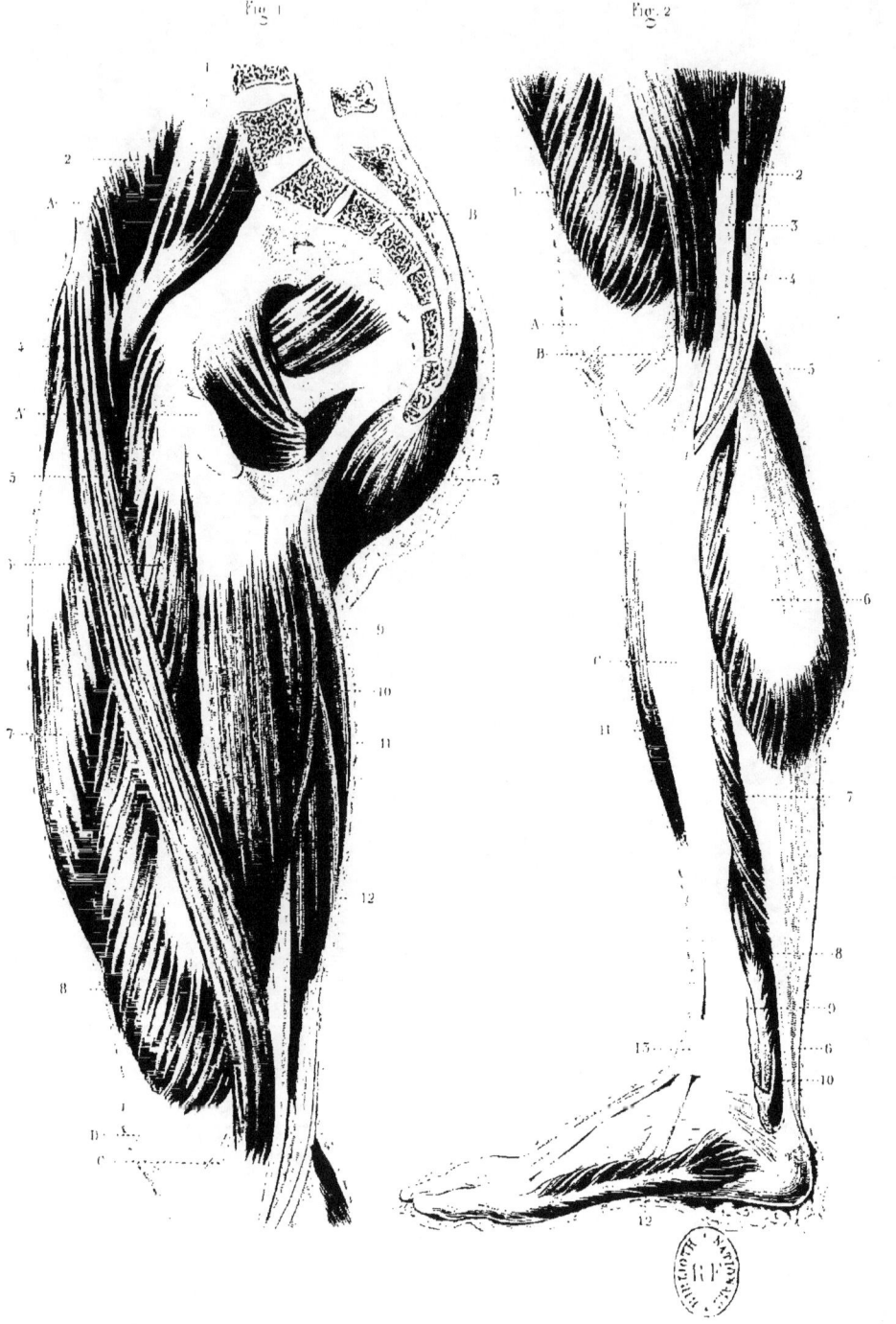

J. B. Baillière et Fils, Éditeurs à Paris.

Pl. 17.

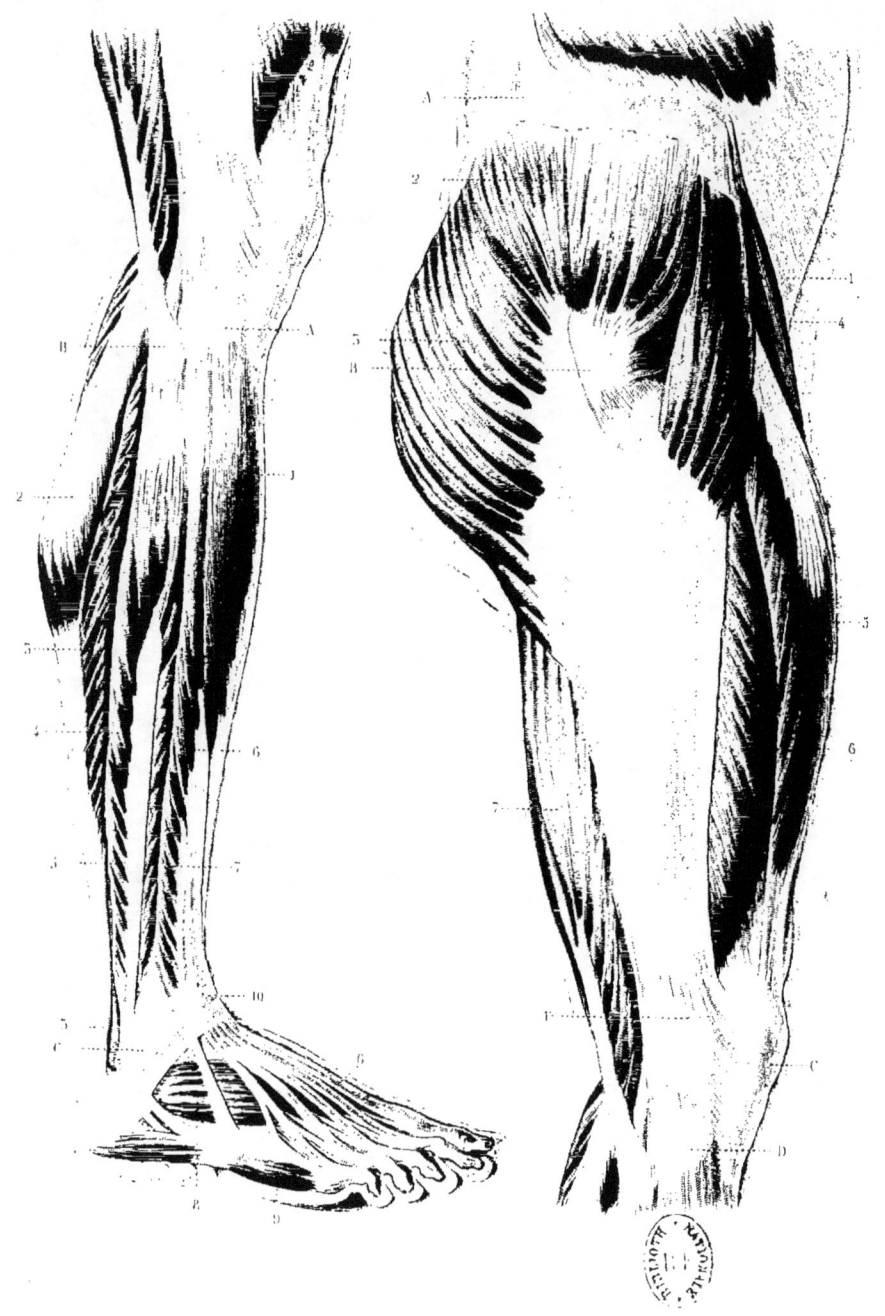

Fig 2. Fig 1.

J. B. Baillière et Fils Éditeurs à Paris

Barranca

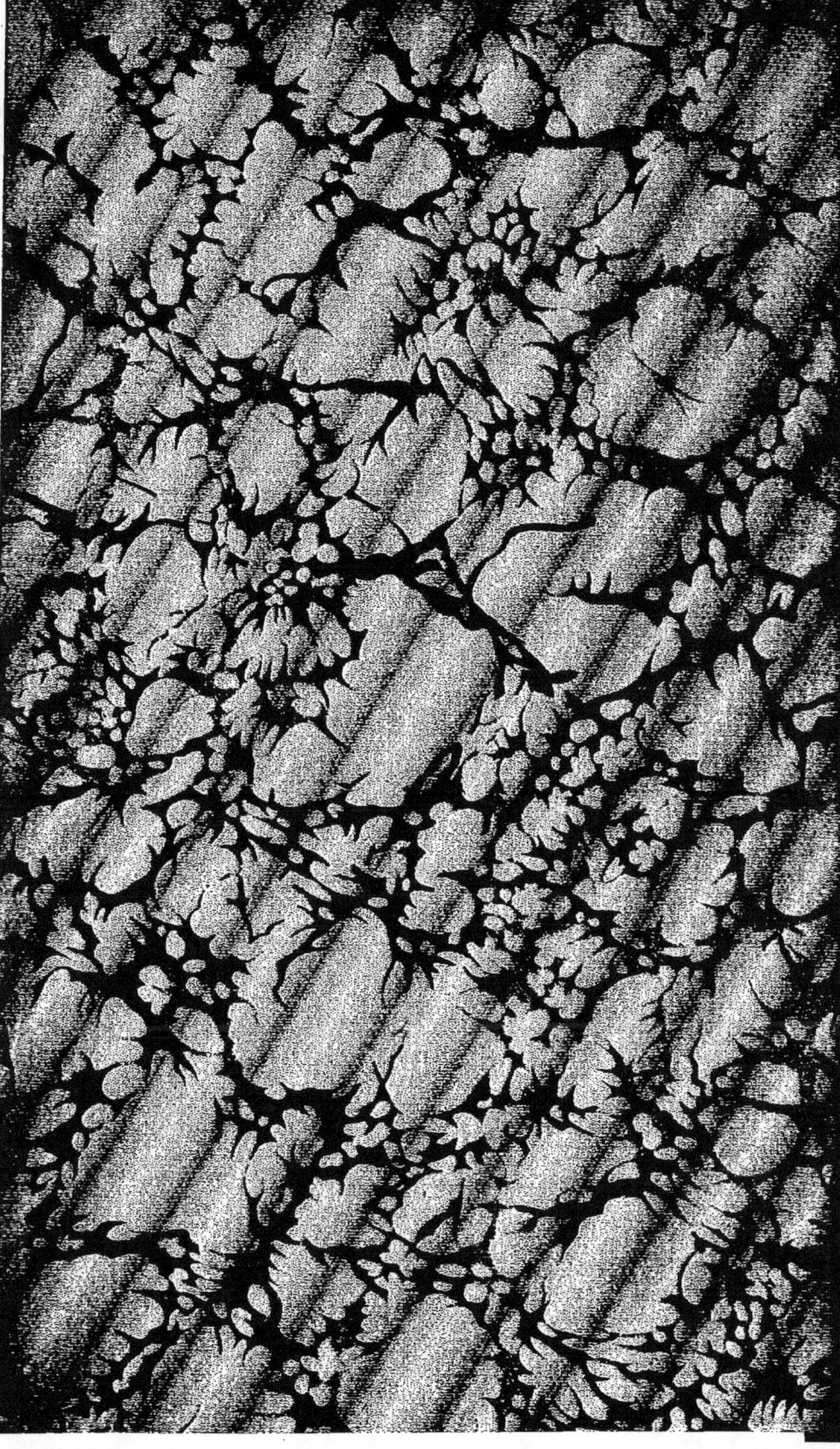

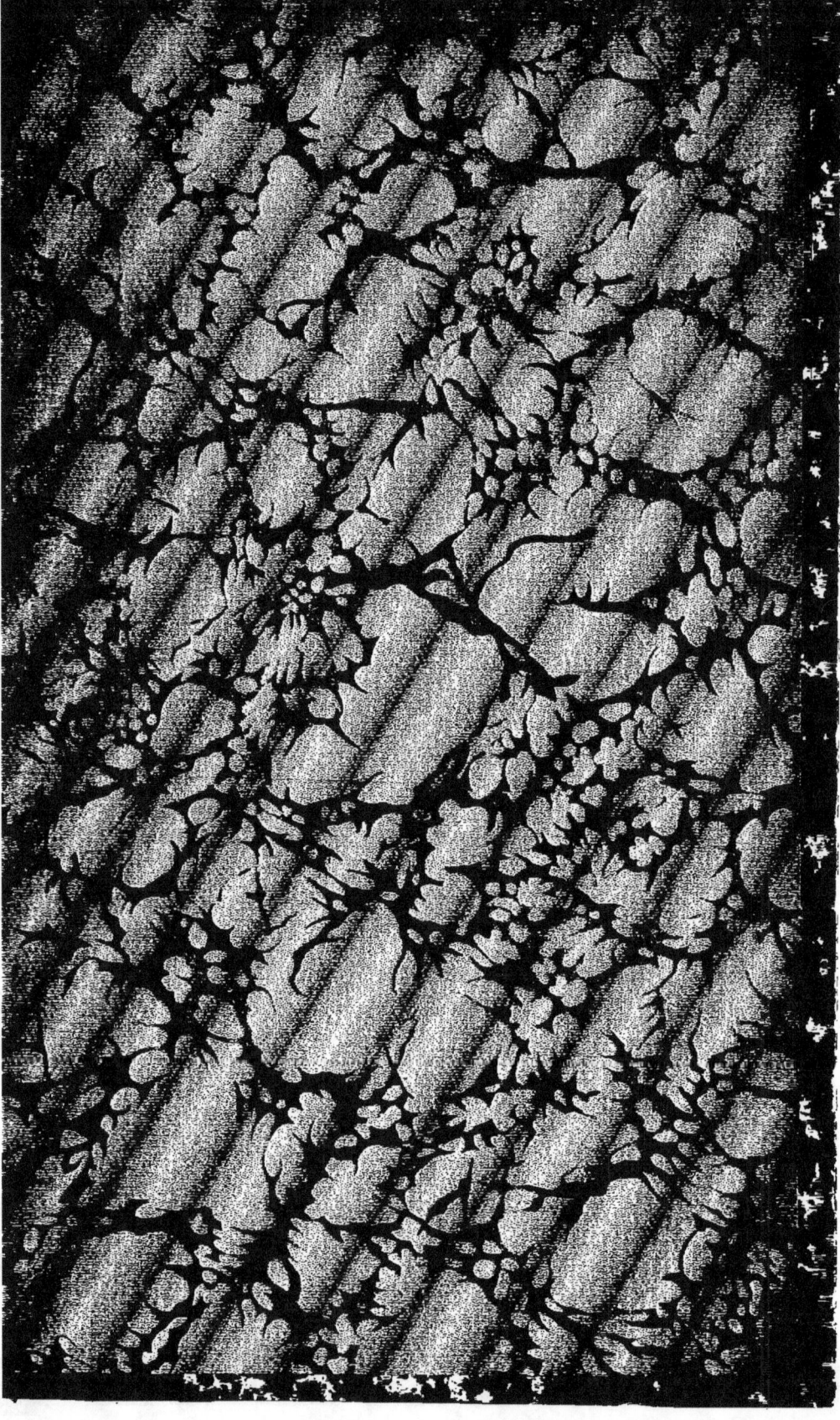